ADHS-Beherrschung für Erwachsene

Einfache Schritte zum Zeitmanagement, zur Reduzierung von Überforderung und zum Aufbau lebenslanger Fähigkeiten - selbst wenn du Schwierigkeiten hast, dich zu konzentrieren

Kate Winslow

ISBN: 978-1-923422-22-3

Haftungsausschluss:
Die Informationen in diesem Buch dienen zu Bildungs- und Unterhaltungszwecken und sind nicht als rechtliche, finanzielle, medizinische oder professionelle Beratung gedacht. Obwohl wir uns bemüht haben, den Stand von 2024 zu gewährleisten, können wir keine Garantie für die Vollständigkeit oder Anwendbarkeit des Inhalts geben.

Die Leser/innen sollten lizenzierte Fachleute konsultieren, bevor sie die besprochenen Techniken oder Strategien anwenden. Der Autor und der Verlag übernehmen keine Verantwortung für Ergebnisse, Verluste oder Folgen, die sich aus der Nutzung der Informationen in diesem Buch ergeben.

Inhaltsverzeichnis

Einführung

Du beginnst eine Aufgabe konzentriert, aber bevor du vorankommst, wird deine Aufmerksamkeit gekapert. Ein Telefon summt mit einer Benachrichtigung, der morgige Abgabetermin schleicht sich in deine Gedanken, und plötzlich sind das Geplapper der Kollegen, das Blubbern des Wasserspenders und das ständige Klingeln der Telefone um dich herum zu hören.

...Ehe du dich versiehst, hast du das Zeitgefühl verloren und weißt nicht mehr, wo du warst und was du getan hast.

Den meisten Menschen passiert das vielleicht gelegentlich an einem anstrengenden Tag. Aber für Menschen mit ADHS kann dies eine häufige und überwältigende Erfahrung sein, so dass sich selbst einfache Aufgaben wie ein harter Kampf anfühlen.

ADHS wird oft auf ein Klischee von Ablenkung oder Hyperaktivität reduziert, aber die Realität ist viel komplexer. Stell dir deinen Geist als einen überfüllten Raum vor, in dem jedes Detail - eine tickende Uhr, flackerndes Licht oder ein verirrter Gedanke - um Aufmerksamkeit buhlt. Für Menschen mit ADHS ist dieses geistige Durcheinander nicht situationsabhängig, sondern es ist konstant und fließt in jeden Aspekt des Lebens ein, von der Bewältigung von Aufgaben bis zur Pflege von Beziehungen.

Die gute Nachricht? Es gibt Möglichkeiten, mit diesen Momenten umzugehen und sie zu meistern.

Dieses Handbuch soll ADHS entmystifizieren und praktische Einblicke und Strategien für alle bieten, die mit der Krankheit leben oder jemanden mit dieser Krankheit unterstützen. ADHS bewegt sich auf einem Spektrum, bei dem jeder Einzelne mit einzigartigen Herausforderungen konfrontiert ist, egal ob es sich um Unaufmerksamkeit, Hyperaktivität oder Impulsivität handelt. Das Leben mit ADHS kann sich anfühlen, als würde man gegen den Strom schwimmen, aber wirksame Hilfsmittel und Strategien können die Reise angenehmer und ermutigender machen.

Auf der Grundlage jahrelanger Forschung und persönlicher Erfahrungen habe ich diesen Leitfaden zusammengestellt, um die praktischsten Techniken für ein erfolgreiches Leben mit ADHS zu vermitteln. Darin findest du Werkzeuge, um dein Zeitmanagement, deine Organisation, deine Beziehungen, dein Selbstwertgefühl und dein allgemeines Wohlbefinden zu verbessern.

Das Buch ist in übersichtliche Kapitel unterteilt, die sich jeweils mit einem wichtigen Aspekt des Lebens mit ADHS befassen:

- **ADHS verstehen**: Mythen, Symptome und tiefere Einsichten.
- **Zeitmanagement**: Werkzeuge, um Prokrastination zu reduzieren und auf Kurs zu bleiben.
- **Organisation**: Tipps zur Vereinfachung deines Zuhauses, deiner Arbeit und deines Lebens.
- **Beziehungen**: Strategien zur Verbesserung der Kommunikation und Verbindung.

- **Selbstwertgefühl**: Baue Selbstvertrauen auf, indem du deine einzigartigen Stärken annimmst.
- **Arbeit und Karriere**: Überragende Leistungen im Beruf bei gleichzeitiger Bewältigung von Herausforderungen.
- **Gesundheit und Wohlbefinden**: Prioritäten für deine geistige und körperliche Gesundheit.

Egal, ob du gerade erst die Diagnose erhalten hast oder schon seit Jahren mit ADHS lebst, du hast dich vielleicht unverstanden, überfordert oder erschöpft gefühlt. Dieses Buch soll das ändern und dir Klarheit, Orientierung und Hoffnung geben.

Du hast die Fähigkeit, mit ADHS erfolgreich zu sein. Lass dieses Handbuch dein Wegweiser sein, um die Herausforderungen zu meistern, deine Stärken zu feiern und auf ein erfülltes, selbstbestimmtes Leben hinzuarbeiten.

–Kate Winslow

Du bist nicht hier, damit andere dich verstehen.
Du bist hier, um dich selbst zu verstehen.

- Kristen Butler

Kapitel 1

ADHS und das Spektrum verstehen

ADHS liegt auf einem Spektrum, was bedeutet, dass jeder Betroffene die Krankheit anders erlebt. Bei einigen sind die Symptome leicht und überschaubar, während sie bei anderen intensiver und störender sind. Diese Variabilität macht ADHS zu einer sehr individuellen Erfahrung, die von der Schwere der Symptome und den einzigartigen Herausforderungen, die sie darstellen, geprägt ist.

Um diese Unterschiede besser zu verstehen, haben Forscher und Psychologen ADHS in verschiedene Stufen und Typen eingeteilt, um einen Rahmen für das Verständnis der Krankheit zu schaffen. Doch über diese Klassifizierungen hinaus kann das Wissen darüber, wie sich ADHS entwickelt und wie es sich auf das Gehirn auswirkt, wertvolle Erkenntnisse für einen effektiven Umgang mit der Krankheit liefern.

In diesem Kapitel erkunden wir die Komplexität des ADHS-Spektrums, decken die neurologischen Grundlagen der Krankheit auf und untersuchen, wie sie entsteht.

1.1 Das ADHS-Spektrum

Ein wichtiger Aspekt von ADHS, der dir bewusst sein sollte, ist die Tatsache, dass ADHS keine Krankheit ist, die sich leicht kategorisieren oder *sofort* identifizieren lässt. Es gibt ein Spektrum, was bedeutet, dass es sich bei jedem Menschen anders äußert.

Menschen mit ADHS erleben die Krankheit nicht auf die gleiche Art und Weise und ihre Stärken und Herausforderungen variieren stark, abhängig von verschiedenen Faktoren wie neurologischen Unterschieden, dem Umfeld und den persönlichen Umständen.

Haupttypen von ADHS

Derzeit gibt es drei klinisch anerkannte Haupttypen und Erscheinungsformen von ADHS und die spezifischen Symptome, die von den Betroffenen erlebt werden, gemäß der Kategorisierung des DSM-5.

1. **Überwiegend unaufmerksame Präsentation**: Dieser Typus zeichnet sich durch Symptome der Unaufmerksamkeit aus, wie zum Beispiel Schwierigkeiten, sich zu konzentrieren, detaillierte Anweisungen zu befolgen und Aufgaben zu organisieren. Die Betroffenen wirken vergesslich, lassen sich leicht ablenken und verlieren oft Dinge, die sie für ihre Aufgaben und Aktivitäten benötigen.

2. **Überwiegend hyperaktiv-impulsives Verhalten**: Dieser Typus umfasst Symptome von Hyperaktivität und Impulsivität wie Zappeln, Schwierigkeiten, sitzen zu bleiben, übermäßiges Reden und das Unterbrechen anderer. Menschen dieses Typs handeln oft ohne

nachzudenken und haben Schwierigkeiten zu warten, bis sie an der Reihe sind.

3. **Kombinierte Präsentation**: Dieser Typ ist eine Kombination aus unaufmerksamen und hyperaktiv-impulsiven Symptomen. Personen mit kombinierter Präsentation zeigen eine Mischung aus Symptomen beider Kategorien.

Trotz dieser Erscheinungsformen von ADHS ist es wichtig, sich daran zu erinnern, dass ADHS eine sehr individuelle Art von psychischer Störung ist. Die Erfahrungen verschiedener Menschen können sich im Vergleich zu anderen Menschen mit ADHS erheblich unterscheiden.

Niedrig- und Hochfunktionales ADHS

Um zu verstehen, wie sich ADHS auf die Funktionsfähigkeit auf verschiedenen Ebenen auswirken kann, kannst du neben den drei Haupttypen von ADHS auch die beschreibenden Kategorien berücksichtigen: niedrig- und hochfunktionales ADHS.

Niedrigfunktionales ADHS bezieht sich auf Personen, die aufgrund von schweren ADHS-Symptomen erhebliche Schwierigkeiten bei der Bewältigung alltäglicher Aufgaben haben. Zu diesen Herausforderungen können chronische Desorganisation, häufige Terminüberschreitungen und sogar Schwierigkeiten bei der Aufrechterhaltung von Beziehungen oder der Arbeit gehören. Oft überschneiden sich diese Probleme mit anderen psychischen Erkrankungen wie Angstzuständen oder Depressionen, wodurch es schwieriger wird, die Symptome ohne professionelle Unterstützung zu bewältigen.

Hochfunktionales ADHS hingegen beschreibt Personen, die Wege gefunden haben, ihre Symptome effektiv zu verbergen oder zu bewältigen, und die auf andere oft organisiert und erfolgreich wirken. Sie haben jedoch ihre eigenen inneren Probleme, wie z. B. geistige Erschöpfung, Schwierigkeiten, sich zu konzentrieren, und emotionale Dysregulation.

Ihr Erfolg beruht oft auf starken Bewältigungsmechanismen, externen Unterstützungssystemen oder einer starken Fokussierung auf Bereiche von persönlichem Interesse. Es ist wichtig zu wissen, dass es sich bei diesen Begriffen nicht um klinische Diagnosen handelt, sondern um eine *Beschreibung*, wie ADHS die Funktionsweise auf verschiedenen Ebenen beeinflussen kann. Je nach Lebensumständen, Stresslevel und Zugang zu Ressourcen kann eine Person zwischen diesen Kategorien wechseln.

Beratung suchen

Da ADHS ein breites Spektrum umfasst, hängt die Notwendigkeit eines professionellen Eingreifens davon ab, wie sich die Symptome auf das tägliche Leben auswirken. Wenn du nicht weißt, worauf du achten sollst, oder wenn du den Verdacht hast, dass du ADHS haben könntest, findest du hier einige wichtige Anhaltspunkte, die du beachten solltest:

1. **Schwere Beeinträchtigung im täglichen Leben**: Wenn ADHS-Symptome es schwierig machen, einen Job zu behalten, Beziehungen zu pflegen oder grundlegende Aufgaben wie das Bezahlen von Rechnungen oder die Wahrnehmung von Terminen zu bewältigen, ist es an der Zeit, professionelle Unterstützung zu suchen.
2. **Gleichzeitige Erkrankungen**: Wenn Symptome von Angstzuständen, Depressionen oder anderen

4

psychischen Problemen vorhanden sind, können diese die ADHS-Probleme verschlimmern. Die Behandlung dieser Begleiterkrankungen erfordert oft die Hilfe einer medizinischen Fachkraft.

3. **Unkontrollierbare emotionale Dysregulation**: Häufige emotionale Ausbrüche, starke Frustration oder Schwierigkeiten bei der Stressbewältigung können auf einen Bedarf an therapeutischer Unterstützung oder Medikamenten hinweisen.

4. **Chronisches Aufschieben oder Vermeiden**: Wenn sich Aufgaben aufgrund von überwältigender Unaufmerksamkeit oder Versagensangst stapeln, kann eine Fachkraft Strategien zur Überwindung dieser Muster anbieten.

5. **Angespannte Beziehungen**: Wenn ADHS-Symptome zu Spannungen mit der Familie, Freunden oder Kollegen führen, kann ein Therapeut helfen, die Kommunikation und das emotionale Verständnis zu verbessern.

Wenn du dir Hilfe suchst, bedeutet das nicht, dass du versagt hast, sondern dass du proaktiv Schritte in Richtung einer besseren Lebensqualität unternimmst. Fachleute wie Psychologen, Psychiater und ADHS-Coaches können dir maßgeschneiderte Strategien, Medikamente oder Therapien anbieten, die auf deine speziellen Bedürfnisse zugeschnitten sind.Der Zweck dieses Spektrums ist es, anderen dabei zu helfen, zu erkennen, wie sich diese Symptome in unterschiedlichem Ausmaß manifestieren und das Leben der Menschen beeinflussen, und außerdem zu verdeutlichen, dass ADHS bei jedem Menschen anders verläuft.

Weitere Entwicklungen in der ADHS-Forschung - insbesondere, wie sich das ADHS-Spektrum mit der Autismus-

Spektrum-Störung (ASS) überschneidet - findest du in Kapitel 8 dieses Buches, das einen kurzen Blick auf die Studie von Forschern aus der Psychiatrie und der Sozialarbeit bietet.

1.2 Neurologischer Aufbau und Auswirkungen

Das Verständnis der Neurobiologie von ADHS ist ein wichtiger erster Schritt, um Menschen mit dieser Krankheit zu unterstützen. Im Folgenden sind die wichtigsten Faktoren aufgeführt, die zur Entstehung der Krankheit beitragen.

Entgegen der landläufigen Meinung geht es bei ADHS nicht nur um Hyperaktivität oder Unaufmerksamkeit, sondern auch um die einzigartige Verdrahtung und Funktionsweise des Gehirns.

Niedrigerer Dopaminspiegel

Einer der wichtigsten Unterschiede liegt im Dopaminspiegel, der „Wohlfühlchemikalie", die sich stark auf Belohnung und Motivation auswirkt. Dopamin spielt eine entscheidende Rolle im Belohnungssystem des Gehirns und trägt dazu bei, positive Verhaltensweisen zu verstärken und die Konzentration auf Aufgaben aufrechtzuerhalten. Bei ADHS ist der Dopaminspiegel oft niedriger als bei Menschen ohne ADHS, was es schwieriger macht, motiviert und konzentriert zu bleiben, da alltägliche Aufgaben nicht die selben belohnenden Gefühle hervorrufen.

Dieses Ungleichgewicht kann zu einer ständigen Suche nach anregenden Aktivitäten führen, die dem Gehirn den ersehnten Dopaminschub geben.

Hypoaktiver präfrontaler Kortex

Neben Dopamin können wir einen weiteren bedeutenden Unterschied in Gehirnregionen wie dem präfrontalen Kortex feststellen. Dieser Bereich im vorderen Teil deines Gehirns ist für die exekutiven Funktionen zuständig - die geistigen Fähigkeiten, die dir helfen, die Zeit einzuteilen, organisiert zu bleiben und Entscheidungen zu treffen.

Das bedeutet, dass der präfrontale Kortex bei Menschen mit ADHS tendenziell weniger aktiv ist. Eine verringerte Aktivität im präfrontalen Kortex kann zu einer Beeinträchtigung der exekutiven Funktionen führen, wodurch es schwierig wird, zu planen, Prioritäten zu setzen und Aufgaben zu erledigen.

Neurochemische Störung

Die Aktivität von Neurotransmittern spielt auch eine wichtige Rolle dabei, wie unser Gehirn mit unserem Körper koordiniert, da es sich dabei um Chemikalien handelt, die Signale zwischen Nervenzellen übertragen.

Das Gleichgewicht und die Übertragung dieser Chemikalien können gestört sein, was sich auf die Effizienz der Kommunikation verschiedener Teile des Gehirns auswirkt und zu Problemen bei der Impulskontrolle und der Aufrechterhaltung der Aufmerksamkeit führt. Das ist so, als würde man sich einen Film ansehen, bei dem Ton und Bild nicht synchron sind.

So kann sich das Gehirn von ADHS-Betroffenen fühlen, wenn sie versuchen, Informationen zu verarbeiten.

1.3 Entwicklungsbedingte Faktoren von ADHS

Bevor wir uns näher mit dieser Krankheit befassen, sollten wir wissen, dass die Entwicklung von ADHS keine einzelne Ursache hat. Aktuelle Studien und Forschungen haben ergeben, dass ADHS ein natürliches Phänomen ist, das eine anerkannte neurologische Entwicklungsstörung mit starken genetischen und biologischen Grundlagen darstellt.

Obwohl Umweltfaktoren, einschließlich der Erziehung, den Schweregrad und die Ausprägung der Symptome beeinflussen können, sind sie nicht die alleinige Ursache von ADHS. Dies bedeutet, dass ein komplexes Zusammenspiel oder eine Kombination mehrerer Faktoren die *Wahrscheinlichkeit*, die Krankheit zu entwickeln, nur erhöhen kann.

Genetische Faktoren

Studien haben gezeigt, dass ADHS häufig in der Familie liegt - man schätzt, dass es in hohem Maße vererbbar ist, wobei man annimmt, dass etwa 80 % des Risikos genetisch bedingt sind. Und es wird auch nicht durch ein einziges Gen verursacht - die Forschung hat mehrere Gene identifiziert, die mit ADHS in Verbindung gebracht werden, sodass es sich um ein komplexes Zusammenspiel mehrerer genetischer Faktoren handelt.

Angenommen, ein Elternteil hat ADHS, dann besteht eine 50%ige Chance, dass auch sein Kind daran erkrankt. Wenn ein älteres Geschwisterkind ADHS hat, liegt das Risiko bei etwa 30 % usw. Das kann darauf hindeuten, dass ADHS auch eine biologische Erkrankung ist.

Umwelteinflüsse

Umwelteinflüsse, zu denen negative psychologische und physische Faktoren gehören, sollten berücksichtigt werden. Das würde bedeuten, dass die folgenden Faktoren das Risiko, ADHS zu entwickeln, erhöhen können:

- **Vorgeburtliche Belastung** durch Giftstoffe während der Schwangerschaft, wie Blei, Alkohol und Rauchen.
- **Zur unmittelbaren Umgebung gehören** der sozioökonomische Status, die Sicherheit in der Nachbarschaft und der Zugang zu Ressourcen.
- **Frühkindliche Erfahrungen**, einschließlich Stress oder Traumata, können die Symptome ebenfalls verschlimmern. Dieser psychologische Faktor wird in der Regel durch die anderen in dieser Liste genannten Faktoren verursacht.

Umweltfaktoren und genetische Veranlagungen beeinflussen, wie sich ADHS bei jedem Einzelnen manifestiert. Wenn du dir dieser Faktoren bewusst bist, kann das erklären, warum deine Symptome unter bestimmten Bedingungen schwanken oder sich verstärken, insbesondere bei psychischem Stress und traumatischen Erlebnissen.

Psychosoziale Faktoren

Psychosoziale Faktoren können die Ausprägung und den Umgang mit der Krankheit stark beeinflussen. Dabei handelt es sich um Faktoren, die sich um Familie, Erziehung und soziale Erfahrungen drehen:

- **Familiäres Umfeld**: Kinder, die in einem strukturierten, fürsorglichen und unterstützenden familiären Umfeld aufwachsen, haben es in der Regel leichter, ihre ADHS-

9

Symptome zu bewältigen. Faktoren wie das Engagement der Eltern, positive Erziehungspraktiken und eine konsequente Regulierung des Tagesablaufs können dazu beitragen, die Auswirkungen von ADHS zu mildern.

- **Schulische Rahmenbedingungen**: Schulen und Lehrkräfte spielen eine wichtige Rolle bei der Gestaltung der Erfahrungen von Kindern mit ADHS. Angepasste Unterrichtsmethoden, individualisierte Bildungspläne und ein unterstützendes Lernumfeld können die schulischen Leistungen verbessern und Stress reduzieren.
- **Soziale Interaktionen**: Beziehungen zu Gleichaltrigen und das Training sozialer Kompetenzen sind wichtig. Je mehr negative soziale Erfahrungen oder Mobbing eine Person mit ADHS macht, desto mehr kann dies die Symptome verschlimmern und zu emotionalen Schwierigkeiten beitragen.

Durch das Verständnis dieser internen Faktoren, die das Gehirn beeinflussen, werden die funktionellen Unterschiede zwischen ADHS- und Nicht-ADHS-Gehirnen deutlich - und zwar auch bei alltäglichen Aktivitäten, die exekutive Funktionen, Impulskontrolle und die Aufrechterhaltung der Aufmerksamkeit betreffen.

Wenn du erkennst, dass diese Herausforderungen auf die Struktur und Funktion des Gehirns zurückzuführen sind, kannst du anfangen, den Menschen mit ADHS mit mehr Mitgefühl und strategischen Maßnahmen zu begegnen.

1.4 Emotionale Dysregulation und ADHS

Emotionale Dysregulation ist eine weitere häufige Herausforderung, die mit ADHS in Verbindung gebracht werden kann. Dabei handelt es sich um die Schwierigkeit, emotionale Erfahrungen zu bewältigen und darauf zu reagieren.

Die Betroffenen können plötzlich in Wut oder Ärger über kleine Unannehmlichkeiten verfallen oder sogar schnelle Stimmungsschwankungen erleben, durch die sie sich emotional erschöpft fühlen.

Solche intensiven Emotionen können ohne Vorwarnung auftauchen und es schwierig machen, das Gleichgewicht zu halten. Situationen, in denen du unerwartet frustriert bist (z. B. wenn du deine Schlüssel verlierst), können zu einem regelrechten Ausbruch eskalieren und dich und dein Umfeld verwirrt und verletzt zurücklassen. Solche Episoden können dazu führen, dass es im Alltag zu Spannungen und Missverständnissen kommt.

Diese emotionalen Regulierungsprobleme wirken sich unweigerlich auch auf persönliche und berufliche Beziehungen aus. In persönlichen Beziehungen kann es immer wieder zu Missverständnissen und Konflikten kommen. Dein Partner versteht vielleicht nicht, warum du auf scheinbar unbedeutende Dinge so heftig reagierst, was zu Streit und Belastungen führt. Die Unvorhersehbarkeit deiner emotionalen Reaktionen kann dazu führen, dass andere das Gefühl haben, auf Eierschalen zu laufen und nicht wissen, wie sie dich unterstützen sollen.

Und bei der Arbeit können diese emotionalen Schwankungen ebenso störend sein. Die unbedachte Bemerkung eines Kollegen oder einer Kollegin kann eine heftige Reaktion auslösen, die zu Reibereien führt und möglicherweise die beruflichen Beziehungen schädigt. Die Unfähigkeit, Emotionen zu regulieren, kann die Zusammenarbeit im Team erschweren, da du von anderen als unbeständig oder unzuverlässig wahrgenommen werden könntest - mit unerwünschten Folgen im beruflichen Umfeld.

Da die emotionale Regulierung für Menschen mit ADHS sehr anstrengend sein kann, ist ein schweres Burnout eine allzu häufige Erfahrung. Wenn du erst einmal ausgebrannt bist, wird deine Fähigkeit, dich auf Aufgaben zu konzentrieren und aufmerksam zu bleiben, stark beeinträchtigt sein, was dich daran hindern kann, deine Projekte und Aufgaben zu beenden.

Wissenschaftliche Erkenntnisse werfen ein Licht auf die neurologischen Grundlagen der emotionalen Dysregulation bei ADHS. Die Forschung hat gezeigt, dass die Amygdala, das emotionale Zentrum des Gehirns, bei Menschen mit ADHS anders funktioniert. Die Amygdala ist für die Verarbeitung von Emotionen wie Furcht, Angst und Wut verantwortlich.

Bei Menschen mit ADHS kann diese Region hyperaktiv sein, was zu übertriebenen emotionalen Reaktionen führt. Studien zur emotionalen Verarbeitung zeigen außerdem, dass der frontale Kortex, der bei der Regulierung und Interpretation von Emotionen hilft, bei ADHS oft eine verminderte Aktivität aufweist. Dieses Ungleichgewicht zwischen der Amygdala und dem frontalen Kortex trägt zu Schwierigkeiten bei der Bewältigung von Emotionen bei.

Das Verständnis dieser neurologischen Säulen kann Bestätigung und Erleichterung vermitteln, da man weiß, dass diese Herausforderungen eher in der Gehirnfunktion als in einem persönlichen Versagen begründet sind.

1.5 ADHS von der Kindheit bis zum Erwachsenenalter

Wenn Kinder mit ADHS ins Erwachsenenalter hineinwachsen, entwickeln sich die Symptome oft weiter - die Hyperaktivität, die ihre Kindheit geprägt hat, nimmt mit der Zeit ab und stattdessen wird die Unaufmerksamkeit immer ausgeprägter.

Diese Veränderung kann irreführend sein: Während das Kind, das in der Klasse nicht stillsitzen konnte, jetzt vielleicht ruhig erscheint, bleibt der innere Kampf um die Konzentration bestehen. Gleichzeitig ergeben sich neue Herausforderungen.

Probleme wie das Organisieren von Aufgaben und das Zeitmanagement treten immer deutlicher in den Vordergrund, was zu Frustration und Ineffizienz führt und alltägliche Aktivitäten zu einem harten Kampf werden lässt.

Auch der Übergang vom Teenager zum jungen Erwachsenen, bei dem die berufliche Entwicklung im Vordergrund steht, kann eine große Herausforderung darstellen. Da die Hochschulbildung ein gewisses Maß an Selbstdisziplin und Organisation erfordert, geht beim Übergang von der High School zum College oft die strukturierte Unterstützung verloren, was die Verwaltung von Aufgaben und Studienplänen erschwert.

Später, als junge Erwachsene in der Arbeitswelt, wird die strukturierte Schulumgebung durch die oft chaotische und anspruchsvolle Arbeitswelt ersetzt. Im Erwachsenenalter nehmen arbeitsbedingter Stress und Zeitmanagement-Herausforderungen oft noch zu. Drohende Abgabetermine und die ständige Forderung nach Multitasking führen dazu, dass sich die Priorisierung von Aufgaben überwältigend anfühlt. Ein

Arbeitsumfeld mit hohem Druck kann zu verpassten Terminen, angespannten Beziehungen zu Kollegen und in extremen Fällen sogar zur Instabilität des Arbeitsplatzes führen.

Der Leistungsdruck kann immens sein und einen Kreislauf aus Stress und mangelnder Leistung in Gang setzen. Da dies an den meisten Arbeitsplätzen der Fall ist, können flexible Arbeitszeiten, ruhige Arbeitsbereiche und die Möglichkeit, Pausen zu machen, einen großen Unterschied machen.

Auch wenn manche Arbeitgeber die Situation noch nicht ganz verstanden haben oder sich mit der Bereitstellung von Maßnahmen noch Zeit lassen, wächst das Bewusstsein am Arbeitsplatz für psychische Gesundheit und Produktivitätsstrategien.

Viele Menschen setzen sich effektiv für sich selbst ein und entdecken kreative Wege, um in ihrer Karriere voranzukommen, selbst in einem Umfeld, das ihnen nicht sofort die nötige Unterstützung bietet.

1.6 Jüngste Forschung und aufkommende Erkenntnisse

Es wurden mehrere Studien durchgeführt, um die Funktionsweise eines Gehirns mit ADHS genauer zu untersuchen. Diese reichten von neurologischen, genetischen und Längsschnittstudien bis hin zu vergleichenden Studien mit Entwicklungsstörungen.

Neurologische Studien

Einer der bedeutendsten Fortschritte wurde in der Neurobildgebung erzielt. Moderne Bildgebungsverfahren wie MRT- und PET-Scans haben es den Wissenschaftlern ermöglicht, das ADHS-Gehirn in beispiellosem Detail zu beobachten. Studien enthüllten charakteristische Muster in der Gehirnstruktur und -konnektivität. So zeigten Untersuchungen beispielsweise, dass Personen mit ADHS häufig Unterschiede in den Faserbündeln der weißen Substanz und der Dichte der grauen Substanz aufweisen.

Erkenntnisse wie diese helfen uns zu verstehen, warum bestimmte Hirnregionen, wie die Frontallappen und die Schläfenlappen, bei Menschen mit ADHS anders funktionieren. Solche Erkenntnisse bestätigen nicht nur die Erfahrungen von Menschen mit ADHS, sondern ebnen auch den Weg für gezieltere und wirksamere Interventionen.

Genetische Forschung

Auch die genetische Forschung hat wertvolle Erkenntnisse geliefert. ADHS ist in hohem Maße vererbbar. Studien zeigen, dass etwa 80 % des Risikos genetisch bedingt sind. Genomweite Assoziationsstudien (GWAS) haben mehrere genetische Loci identifiziert, die mit ADHS in Verbindung gebracht werden, jedoch erklären diese nur einen kleinen Teil der genetischen Varianz.

Das bringt uns zu einem faszinierenden Konzept, das als „versteckte Erblichkeit" bekannt ist und darauf hindeutet, dass es noch viele genetische Faktoren gibt, die noch entdeckt werden müssen. Polygene Risikoscores (PRS) entwickeln sich zu einem potenziellen Instrument für die Vorhersage von ADHS-bezogenen Merkmalen und Komorbiditäten.

Diese Scores kombinieren Daten aus mehreren genetischen Markern, um die genetische Veranlagung einer Person für ADHS zu schätzen. Obwohl sie noch nicht für den klinischen

Einsatz bereit sind, könnten PRS irgendwann eine Rolle bei der personalisierten Behandlung von ADHS spielen.

Erkenntnisse aus Beobachtungen

Längsschnittstudien haben wertvolle Einblicke in die langfristigen Ergebnisse von Erwachsenen mit ADHS geliefert. Diese Studien verfolgen die Betroffenen über einen längeren Zeitraum und zeigen, wie sich die ADHS-Symptome und ihre Auswirkungen entwickeln. Eine wichtige Erkenntnis ist, dass eine frühzeitige Intervention die Ergebnisse deutlich verbessern kann. Es zeigt sich, dass Kinder, die rechtzeitig und angemessen behandelt werden, oft bessere schulische Leistungen, soziale Beziehungen und eine höhere Lebensqualität aufweisen. Bei Erwachsenen können die Symptome unterschiedlich stark ausgeprägt sein - bei manchen nehmen sie mit der Zeit ab, während andere weiterhin mit Problemen zu kämpfen haben.

Mögliche Behandlungen und Therapien

Es werden ständig innovative Behandlungen und Therapien entwickelt, die neue Hoffnung für Menschen mit ADHS bieten. Jüngste Fortschritte in der Medikamentenentwicklung haben zu neuen Medikamenten mit weniger Nebenwirkungen und länger anhaltender Wirkung geführt, die eine konstantere Symptomkontrolle über den Tag hinweg ermöglichen.

Ein weiterer vielversprechender Bereich ist die virtuelle Realität (VR), die in immersiven Therapiesitzungen eingesetzt werden kann, um soziale Fähigkeiten und emotionale Regulation in einer kontrollierten Umgebung zu üben.

Die personalisierte Medizin ist ein weiterer Bereich mit großem Potenzial. Bei diesem Ansatz werden die Behandlungen auf die individuellen genetischen, umweltbedingten und lebensstilbedingten Faktoren einer Person zugeschnitten.

Die Pharmakogenomik – die Erforschung der Auswirkungen der Gene auf die Reaktion einer Person auf Medikamente – zeigt dieses Potenzial auf und führt zu einer präziseren Auswahl der Medikamente, zur Minimierung von Nebenwirkungen und zur Maximierung des Nutzens.

Indem sie diese Variablen und langfristigen Muster berücksichtigen und verstehen, können Gesundheitsdienstleister effektivere und individuellere Behandlungspläne entwickeln, die den spezifischen Bedürfnissen der Menschen in den verschiedenen Lebensphasen gerecht werden.

Kapitel 2

Gemeinsame kognitive Herausforderungen

Das tägliche Leben mit ADHS ist oft mit Hindernissen verbunden, die andere vielleicht nicht ganz verstehen. Die Aufgaben stapeln sich, die Zeit scheint unbemerkt zu vergehen, und selbst die einfachsten Routinen können sich überwältigend anfühlen. Diese Schwierigkeiten sind auf die besonderen kognitiven Herausforderungen zurückzuführen, die das Leben mit ADHS mit sich bringt.

In diesem Kapitel befassen wir uns mit den wichtigsten Bereichen, in denen diese Herausforderungen auftreten: Defizite bei den exekutiven Funktionen, Zeitblindheit, Probleme mit dem Arbeitsgedächtnis, Konzentrations- und Aufmerksamkeitsschwierigkeiten sowie Organisationsprobleme.

Wenn wir diese zentralen Hürden verstehen, können wir ihre Auswirkungen besser einschätzen und Strategien entwickeln, wie wir sie effektiv bewältigen können.

GEIMEINSAME KOGNITIVE HERAUSFORDERUNGEN

2.1 Defizite in der Exekutivfunktion

Stell dir vor, du versuchst, dich in einem komplexen Labyrinth ohne Karte oder Kompass zurechtzufinden - so kann sich das Leben für jeden anfühlen, der Probleme mit der Konzentration, der Organisation oder den exekutiven Funktionen hat.

Die Bewältigung alltäglicher Aktivitäten und das Erreichen langfristiger Ziele sind Teil unserer exekutiven Funktionen, also der geistigen Fähigkeiten, die verschiedene kognitive Prozesse wie Planung und Prioritätensetzung, Arbeitsgedächtnis und kognitive Flexibilität umfassen:

- **Planung und Prioritätensetzung** helfen dir dabei, zu entscheiden, was zuerst erledigt werden muss und wie du es anpackst. Wenn du zum Beispiel eine Mahlzeit zubereitest, musst du die Schritte planen und Aufgaben wie das Schneiden von Gemüse vor dem Kochen priorisieren.
- **Beim Arbeitsgedächtnis** geht es darum, Informationen über kurze Zeiträume zu speichern und zu verarbeiten, z. B. eine Telefonnummer lange genug zu behalten, um sie zu wählen.
- **Kognitive Flexibilität** ermöglicht es dir, dich an neue Situationen anzupassen und über mehrere Konzepte gleichzeitig nachzudenken, was wichtig ist, wenn du zwischen Aufgaben wechseln oder kreative Lösungen finden willst.

Wenn das Gehirn durch bestimmte Faktoren beeinträchtigt wird, die nicht ausschließlich auf ADHS zurückzuführen sind (z. B. erheblicher Stress, neurologische Erkrankungen oder Alterung), werden die exekutiven Funktionen beeinträchtigt, was sich stark auf das tägliche Leben auswirken kann.

Es kann sein, dass du immer mehr Schwierigkeiten hast, Aufgaben zu organisieren, bis hin zu dem Punkt, an dem du auf einen überfüllten Schreibtisch starrst und nicht weißt, wo du anfangen sollst. Diese Desorganisation kann sich auch auf andere Tätigkeiten auswirken, bei denen du dich konzentrieren musst, wie z. B. bei der Hausarbeit oder bei der Bearbeitung von Arbeitsprojekten.

Probleme mit dem Zeitmanagement sind ein weiteres häufiges Problem. Du unterschätzt vielleicht, wie lange Aufgaben dauern werden, was zu verpassten Terminen und Hektik in letzter Minute führt. Dieser Kampf mit der Zeit kann zu einem ständigen Zustand von Stress und Angst führen, der es noch schwieriger macht, sich zu konzentrieren und produktiv zu sein.

Der erste Schritt zur Verbesserung ist das Erkennen von Defiziten bei den exekutiven Funktionen. Hierfür gibt es wertvolle Hilfsmittel wie Fragebögen zur Selbsteinschätzung, die online erhältlich sind und oft Fragen zu täglichen Gewohnheiten und Verhaltensweisen enthalten.

Auch Verhaltensindikatoren geben Hinweise: Wenn du ständig Gegenstände verlierst, Termine vergisst oder Schwierigkeiten hast, mehrstufige Anweisungen zu befolgen, kann das ein Zeichen für eine Störung der exekutiven Funktionen sein. Je früher du diese Anzeichen erkennst, desto besser kannst du deine Stärken und Schwächen einschätzen.

2.2 Zeitblindheit

Von Zeitblindheit spricht man, wenn deine innere Uhr nicht mit dem Rest der Welt synchronisiert ist und es dir dadurch schwerfällt, den Lauf der Zeit richtig einzuschätzen - dieses

Phänomen kann zu chronischer Verspätung, verpassten Terminen und einem ständigen Aufholen führen.

Bei der Zeitblindheit geht es nicht nur darum, den Überblick über die Stunden zu verlieren. Menschen mit ADHS neigen dazu, sich im gegenwärtigen Moment zu verfangen, was es schwer macht, für zukünftige Vorteile und Konsequenzen zu planen oder zu handeln.

In den nächsten Abschnitten wird erklärt, wie die Zeitblindheit deren Lebensstil beeinflusst.

Routineunterbrechungen

Der Start in die Morgenroutine kann für Menschen mit ADHS eine besondere Herausforderung sein. Du willst vielleicht nur ein paar Minuten für eine Aufgabe aufwenden, aber ehe du dich versiehst, ist eine Stunde vergangen. Dann hast du es oft eilig, dich fertig zu machen und los zu gehen, was dich dazu zwingt, den Tag in einem Zustand von Stress und Unordnung zu beginnen. Die Inkonsequenz und der Mangel an Struktur am Morgen können einen chaotischen Ton für den Rest des Tages setzen.

Auch die Planung abendlicher Aktivitäten kann schwierig sein - ohne ein klares Zeitgefühl kann es leicht passieren, dass man zu viel Zeit mit einer Aktivität verbringt und versehentlich die Zeit für andere Aufgaben oder Entspannung einschränkt. Das führt oft zu langen Nächten und unzureichender Erholung, was sich auf deine Leistungsfähigkeit am nächsten Tag auswirkt. Der Kreislauf eines schlechten Zeitmanagements beeinträchtigt sowohl deine Produktivität als auch dein Wohlbefinden.

Schwierigkeiten in einem professionellen Umfeld

Bei der Arbeit kann Zeitblindheit dazu führen, dass Fristen verpasst werden oder Aufgaben in letzter Minute überstürzt erledigt werden. Das kann erheblichen Stress verursachen und sich negativ auf deine Leistung und deinen Ruf auswirken. Der ständige Druck, aufholen zu müssen, kann es schwierig machen, qualitativ hochwertige Arbeit abzuliefern, und Kollegen oder Vorgesetzte könnten dich als unzuverlässig ansehen, selbst wenn du dich sehr anstrengst.

Für Menschen mit ADHS ist es besonders schwierig, ihre Arbeitszeit effektiv zu gestalten. Wenn man überschätzt, wie viel man an einem Tag erledigen kann, führt das oft zu unvollständigen Aufgaben und steigendem Arbeitsdruck. Diese Fehleinschätzung kann zu einem ständigen Arbeitsrückstand führen, der es erschwert, mit neuen Aufgaben Schritt zu halten und den allgemeinen Stress und die Angst, die mit deiner Arbeit verbunden sind, erhöht.

Soziales und persönliches Leben

Ständiges Zuspätkommen zu Verabredungen oder gesellschaftlichen Ereignissen kann die Beziehungen zu Freunden, Familie und Kollegen belasten. Dieses Zuspätkommen kann als mangelnder Respekt vor der Zeit anderer wahrgenommen werden, auch wenn es nicht beabsichtigt ist.

Im Laufe der Zeit können diese wiederholten Vorfälle zu Frustration und Enttäuschung führen, deine sozialen Bindungen beeinträchtigen und möglicherweise Konflikte verursachen. Hobbys und persönliche Projekte leiden oft darunter, dass die Zeit unbemerkt verstreicht. Du fängst vielleicht mit Enthusiasmus an und stellst dann fest, dass Tage

23

oder Wochen vergangen sind, ohne dass du nennenswerte Fortschritte gemacht hast. Das kann dazu führen, dass die Liste der unvollendeten Projekte immer länger wird und du das Gefühl hast, nichts geschafft zu haben, was dich entmutigt und dein allgemeines Wohlbefinden beeinträchtigt.

Akademische Kämpfe

Schüler/innen mit ADHS haben oft Schwierigkeiten, sich an den Lernplan zu halten, was zu einer ungleichmäßigen Verteilung der Lernzeit führt. Sie verbringen vielleicht zu viel Zeit mit Themen, die sie interessieren, während sie andere vernachlässigen, oder, umgekehrt, sie hetzen durch den Stoff, ohne ihn richtig zu verstehen. Diese Inkonsequenz kann zu Wissens- und Vorbereitungslücken führen, die die schulischen Leistungen insgesamt beeinträchtigen.

Zeitblindheit kann auch dazu führen, dass Aufgaben zu spät oder überstürzt begonnen werden, was die Qualität der Arbeit erheblich beeinträchtigt. Die Bemühungen, Aufgaben in letzter Minute zu erledigen, können zu erhöhtem Stress und schlechteren schulischen Leistungen führen. Dieses Muster des Aufschiebens und Paukens kann zu einem immer wiederkehrenden Problem werden, das die schulische Erfahrung für Schüler/innen mit ADHS weiter erschwert.

Allgemeines Wohlbefinden

Das ständige Gefühl, keine Zeit mehr zu haben oder aufholen zu müssen, führt oft zu chronischem Stress und Ängsten. Dieser ständige Druck kann sich auf die psychische Gesundheit auswirken, ADHS-Symptome verschlimmern und einen Stresskreislauf schaffen, der nur schwer zu durchbrechen ist. Das Gefühl, dass du nie in der Lage sein wirst, alles aufzuholen, ist überwältigend und wirkt sich nicht selten sehr nachteilig auf dein allgemeines Wohlbefinden aus.

Was den Schlaf angeht, so kann die uneinheitliche Zeitwahrnehmung den Schlafrhythmus durcheinander bringen, was zu unzureichendem oder unregelmäßigem Schlaf führt. Eine schlechte Schlafqualität und unregelmäßige Schlafmuster verschlimmern die ADHS-Symptome möglicherweise und machen es noch schwieriger, die täglichen Aufgaben und Verantwortlichkeiten zu bewältigen. Der Mangel an ausreichender Erholung kann die Stimmung, die kognitiven Funktionen und die allgemeine Gesundheit beeinträchtigen. Das Erkennen dieser Muster ist der erste Schritt, um Wege zu finden, die Zeit besser zu managen und den damit verbundenen Stress zu reduzieren.

2.3 Herausforderungen für das Arbeitsgedächtnis

Probleme mit dem Arbeitsgedächtnis sind eine weitere kognitive Herausforderung für Menschen mit ADHS, da sie ihre Fähigkeit beeinträchtigen, Informationen über kurze Zeiträume zu behalten und zu verarbeiten.

Das kann die Bewältigung alltäglicher Aufgaben erschweren und führt oft zu Gefühlen von Frustration und Unzuverlässigkeit, wie zum Beispiel:

- **Vergessen von wichtigen Details:** Menschen vergessen oft wichtige Teile von Gesprächen oder Anweisungen, was zu Missverständnissen und unvollständigen Aufgaben führt.
- **Den Überblick über Hab und Gut verlieren:** Das häufige Verlegen von Alltagsgegenständen wie Schlüsseln oder

wichtigen Dokumenten kann zu Verzögerungen und zusätzlichem Stress führen.

- **Schwierigkeiten bei der Aufgabenerledigung:** Mehrstufige Aufgaben und Projekte können sich überwältigend anfühlen, so dass es schwierig ist, sie effizient zu erledigen.
- **Unfähigkeit, sich Informationen zu merken:** Im akademischen und beruflichen Umfeld kann es schwierig sein, sich an Vorlesungen oder Meetings zu erinnern, was die Leistung und Zuverlässigkeit beeinträchtigt.
- **Vergessen von sozialen Verpflichtungen:** Details aus persönlichen Gesprächen können Beziehungen belasten und Gefühle der Trennung hervorrufen.

Das Verständnis dieser Herausforderungen für das Arbeitsgedächtnis verdeutlicht ihre weitreichenden Auswirkungen auf das tägliche Leben, von der Bewältigung von Aufgaben und Verantwortlichkeiten bis hin zur Pflege von Beziehungen.

2.4 Fokus- und Aufmerksamkeitsprobleme

Sich zu konzentrieren und aufmerksam zu sein, ist für Menschen mit ADHS eine besondere Herausforderung. Ablenkbarkeit ist ein ständiger Begleiter: Sowohl äußere Reize als auch innere Gedanken lenken die Aufmerksamkeit von den Aufgaben ab, erschweren die effiziente Erledigung von Aufgaben und können zu Fehlern und Versehen führen.

Diffuses Denken

Wenn man von *ADHS* spricht, denkt man vielleicht, dass damit ein „völliger Mangel an Aufmerksamkeit und Konzentration" gemeint ist - das ist ein Irrglaube. Im

Gegenteil: Menschen mit ADHS achten oft auf *alles – und zwar auf* einmal.

Es ist nicht richtig anzunehmen, dass Menschen mit ADHS ein „Aufmerksamkeitsdefizit" haben, da dies den Eindruck erweckt, dass sie einen *kompletten* Mangel an Aufmerksamkeit haben. Stattdessen wird ihre Aufmerksamkeit für jedes einzelne Detail gleichzeitig als diffuses Denken bezeichnet, das von Menschen mit ADHS oft als zerstreut oder schnell von einer Sache zur nächsten springend beschrieben wird, was zu erhöhten Schwierigkeiten führt, sich auf eine einzige Aufgabe zu konzentrieren.

Zerstreutes Denken wird üblicherweise in zwei Merkmale unterteilt: „Ständige Ablenkbarkeit", ein Kennzeichen von ADHS, bei dem Geräusche, visuelle Ablenkungen und andere Umweltfaktoren die Aufmerksamkeit leicht ablenken können. Zum Beispiel kann das Gespräch eines Kollegen oder eine Benachrichtigung auf dem Telefon die Konzentration auf eine Aufgabe unterbrechen. Auch innere Gedanken, wie rasende Gedanken und Tagträume, lenken die Aufmerksamkeit von den unmittelbaren Aufgaben ab und machen es schwer, den Überblick zu behalten.

Und dann ist da noch die „Schwierigkeit, die Aufmerksamkeit aufrechtzuerhalten", vor allem bei sich wiederholenden oder uninteressanten Aufgaben, die alltägliche Tätigkeiten schnell unerträglich machen können, was zu häufigem Aufgabenwechsel und unvollständiger Arbeit führt. Routineaufgaben wie Papierkram oder Dateneingabe können sich unerträglich anfühlen, was zu Prokrastination und Chaos führt. Die Unfähigkeit, die Aufmerksamkeit aufrechtzuerhalten, führt oft dazu, dass viele Projekte begonnen, aber nur wenige abgeschlossen werden, was zu einer unübersichtlichen und chaotischen Umgebung beiträgt.

Hyperfokus und Hyperfixation

Hyperfokus ermöglicht eine intensive Konzentration auf Aktivitäten von Interesse, manchmal stundenlang, ohne dass die Zeit vergeht. Das kann zwar in bestimmten Bereichen die Produktivität steigern, führt aber oft dazu, dass andere wichtige Aufgaben und Verantwortlichkeiten vernachlässigt werden.

In Phasen der Hyperfokussierung können alltägliche Verpflichtungen wie Mahlzeiten, Termine oder Abgabetermine übersehen werden, was negative Folgen für das Privat- und Berufsleben hat.

Hyperfixation hingegen ist *ähnlich* wie Hyperfokus, dauert aber viel länger an - ein zwanghaftes Interesse an bestimmten Bereichen. Die Auswirkungen auf das tägliche Leben sind erheblich. Bei der Arbeit können Ablenkbarkeit und Schwierigkeiten, die Aufmerksamkeit aufrechtzuerhalten, zu verpassten Terminen, geringerer Produktivität und potenziellen Konflikten mit Kollegen oder Vorgesetzten führen. Für Studierende kann es schwierig sein, sich in Vorlesungen oder beim Lernen zu konzentrieren, was zu schlechteren schulischen Leistungen und erhöhter Frustration führen kann.

Außerdem kann sich Ablenkbarkeit auf persönliche Beziehungen auswirken, da das Übersehen von wichtigen Details in Gesprächen oft zu Missverständnissen und dem Gefühl der Unverbundenheit führt.

2.5 Organisatorische Probleme

Das Organisationstalent von Menschen mit ADHS ist oft beeinträchtigt, was zu körperlicher und geistiger Unordnung führt. Diese Unordnung kann zu einem Gefühl der Überforderung führen und die Produktivität erheblich behindern.

Physische und mentale Unordnung

Räumliche Unordnung ist ein häufiges Problem. Lebensräume wie Zimmer und Wohnbereiche können durch herumliegende oder ungeordnete Gegenstände unordentlich werden. Das macht es oft schwierig, Dinge zu finden, wenn man sie braucht, und schafft eine chaotische Umgebung, die zu Stress führt. Ähnlich verhält es sich mit Arbeitsplätzen, die oft mit Papieren, Materialien und persönlichen Gegenständen überfüllt sind; dieses Maß an Unordnung kann die Effizienz verringern und den Zeitaufwand für die Suche nach notwendigen Materialien erhöhen.

Mentales Durcheinander ist eine ebenso große Herausforderung. Den Überblick über mehrere Aufgaben, Fristen und Verpflichtungen zu behalten, kann sich überwältigend anfühlen und zu einer Informationsflut führen. Dieses Durcheinander führt dazu, dass wichtige Details vergessen werden und man sich geistig erschöpft fühlt.

Darüberhinaus können zu viele Optionen oder Aufgaben zu einer Entscheidungslähmung führen. Dies kann zu Untätigkeit und einer Anhäufung von Aufgaben führen.

Langfristige Planung und Multitasking

Schwierigkeiten bei der Vorausplanung verstärken diese Probleme. Langfristige Projekte ohne klare Schritte und

29

Organisation scheinen unerreichbar. Das Fehlen eines strukturierten Plans macht es schwierig, stetige Fortschritte zu erzielen, was zu Aufschieberitis und verpassten Terminen führen kann.

Auch das Setzen und Erreichen langfristiger Ziele kann ohne wirksame organisatorische Strategien schwierig sein, so dass sich die Ziele unerreichbar anfühlen und eine Orientierungslosigkeit entsteht.

Eine weitere Schwierigkeit, mit der Menschen mit ADHS konfrontiert sind, ist das Multitasking oder der Wechsel zwischen verschiedenen Aufgaben, was ebenfalls eine große Herausforderung darstellt. Es kann schwierig sein, von einer Aufgabe zur nächsten zu wechseln, was zu Zeitverschwendung und dem Gefühl führt, festzustecken. Diese Ineffizienz kann den Arbeitsfluss stören und die Gesamtproduktivität verringern.

Außerdem ist es oft eine Herausforderung, sich auf Veränderungen einzustellen und mehrere Aufgaben zu bewältigen, was dazu führt, dass man sich überfordert fühlt und den Anforderungen nicht gewachsen ist.

Kapitel 3

Verbesserung der Exekutivfunktionen

Exekutivfunktionen sind die geistigen Fähigkeiten, die es uns ermöglichen, zu planen, zu organisieren und Aufgaben zu erledigen. Für Menschen mit ADHS fühlen sich diese Prozesse oft wie ein harter Kampf an, der das Gedächtnis, die Konzentration, die Entscheidungsfindung und das Aufgabenmanagement beeinträchtigt. Auch wenn diese Herausforderungen das tägliche Leben stören können, sind sie nicht unüberwindbar.

In diesem Kapitel erkunden wir praktische Wege, um die exekutiven Funktionen zu stärken und die Kontrolle über deinen Alltag wiederzuerlangen. Von Gedächtnisstützen und Konzentrationstechniken bis hin zu Planung, Zielsetzung und Fortschrittskontrolle entdeckst du umsetzbare Strategien, um häufige Hürden zu überwinden.

Wir beschäftigen uns auch mit der Bewältigung von Impulsivität, der effektiven Priorisierung von Aufgaben und der Nutzung moderner Hilfsmittel wie Apps, um organisiert zu bleiben - die Beschäftigung mit diesen Bereichen wird dich mit den Fähigkeiten und Ressourcen ausstatten, die du brauchst, um mit mehr Klarheit und Selbstvertrauen durchs Leben zu gehen.

3.1 Gedächtnis- und Konzentrationshilfen und -techniken

Gedächtnis- und Konzentrationsprobleme sind für viele Menschen alltäglich. Für Menschen mit ADHS kann es jedoch je nach Schweregrad der Symptome doppelt so frustrierend sein, wenn das Kurzzeitgedächtnis nachlässt. Die Kombination aus der Unfähigkeit, sich auf Informationen zu konzentrieren und sie im Gedächtnis zu behalten, kann problematisch werden. Diese Momente stören das tägliche Leben und erschweren Aufgaben.

Das Arbeitsgedächtnis, das es uns ermöglicht, Informationen über kurze Zeiträume zu verwalten und zu verarbeiten, ist beeinträchtigt, was das Befolgen von mehrstufigen Anweisungen zu einer schwierigen Aufgabe macht.

Je ängstlicher oder überforderter du bist, desto mehr sinkt die Fähigkeit deines Gehirns, Informationen abzurufen, was zu peinlichen Momenten führen kann, z. B. wenn du den Namen eines Kollegen oder einer Kollegin während eines Meetings vergisst oder einen wichtigen Termin verpasst. Zum Glück gibt es viele Möglichkeiten, mit Gedächtnis- und Konzentrationsproblemen umzugehen.

Etablierte Routinen

Routinen können dein Gedächtnis und deine Konzentration stärken, besonders wenn du ADHS hast. Sie bieten Struktur und Vorhersehbarkeit in einer ansonsten unberechenbaren Welt, was sich erheblich auf deine geistige Gesundheit und Produktivität auswirkt. Wenn du weißt, was dich als Nächstes erwartet, sinkt dein Stresslevel und die täglichen Aufgaben und Besorgungen werden überschaubarer und du kannst dich leichter daran erinnern und darauf konzentrieren.

Eine etablierte Routine ermöglicht dir die Entwicklung besserer Gewohnheiten und erleichtert dir die Durchführung, alltäglicher Aktivitäten, ohne zu viel darüber nachzudenken. Durch die Schaffung einer konsistenten täglichen Routine, verbesserst du dein allgemeines Wohlbefinden, was zu besserem Schlaf, gesünderen Essgewohnheiten und erhöhter Konzentration führt. Die Erstellung einer persönlichen Routine beginnt mit der Identifizierung deiner wichtigsten täglichen Aktivitäten. Liste alles auf, was du an einem Tag erledigen musst.

Deine Routine kann so einfach aussehen:

- Frühmorgens aufstehen und duschen
- Spazieren gehen (4 km)
- Mahlzeiten zubereiten und essen
- Nach einer Stunde deine Zähne putzen
- Arbeitsaufgaben/Haushaltstätigkeiten erledigen
- Jede Freizeitbeschäftigung wie Videospiele spielen, deine Lieblingssendungen ansehen usw.
- Dich auf das Bett vorbereiten und für den nächsten Tag schlafen gehen

Du kannst diese Aktivitäten nach ihrer Wichtigkeit und Dringlichkeit priorisieren.

Wenn du diese aufgeschrieben hast, kannst du damit beginnen, einen beständigeren Zeitplan für das Aufwachen und Zubettgehen aufzustellen, denn ein regelmäßiger Schlafrhythmus ist wichtig, um die ADHS-Symptome in den Griff zu bekommen. Eine gleichbleibende Routine kann dir helfen, deine innere Uhr zu regulieren, so dass es leichter ist, jeden Tag zur gleichen Zeit einzuschlafen und aufzuwachen.

Wenn du dich an deine Routine hältst, verringert sich die Wahrscheinlichkeit, dass du auf Abwege gerätst. Auch wenn es schwierig sein kann, eine Routine beizubehalten, gibt es einige Strategien, die dabei helfen können:

- **Apps zur Verfolgung von Gewohnheiten**: Diese Apps (die du in den App-Stores deiner Wahl findest) können unglaublich nützlich sein. Sie ermöglichen es dir, tägliche Ziele zu setzen und deinen Fortschritt zu verfolgen. Sie bieten visuelle Erinnerungen und Belohnungen, wenn du auf dem richtigen Weg bleibst – Einige gestalten die Gewohnheitsverfolgung sogar spielerisch für diejenigen, die eine ansprechendere und dennoch produktivere Methode bevorzugen, um den ganzen Tag über gesündere Routinegewohnheiten beizubehalten.
- **Setze tägliche Erinnerungen**: Du kannst Alarme auf deinem Handy einstellen oder einen physischen Planer verwenden, der dich auffordert, Aktivitäten zu den richtigen Zeiten zu beginnen und zu beenden.
- **Verantwortungspartner**: Das kann ein enger Freund oder ein Familienmitglied sein, der sich regelmäßig bei dir meldet und dich ermutigt und unterstützt. Diese externe

Unterstützung kann dich motivieren, auch an schwierigen Tagen an deinem Programm festzuhalten.

Das Leben kann jedoch unvorhersehbar sein, auch wenn du deinen Tag gut organisierst. Deshalb muss deine Routine flexibel genug sein, um sich an Veränderungen anzupassen. Weil das Leben so unvorhersehbar ist, musst du erkennen, wenn eine Routine nicht funktioniert, und sie anpassen.

Manchmal kann die Routine langsam ermüden, wenn die gleichen Aktivitäten eintönig oder überwältigend werden. Das verhinderst du, indem du deine Routine regelmäßig überprüfst und die notwendigen Anpassungen vornimmst.

Wenn du feststellst, dass bestimmte Aufgaben immer wieder Stress verursachen oder irgendwie länger dauern als erwartet, dann halte inne und überlege, wie sie in deinen Zeitplan passen. Flexibilität bei der Planung deines Tagesablaufs bedeutet, dass du offen für Veränderungen bist und bereit, mit verschiedenen Ansätzen zu experimentieren.

Angenommen, du trainierst normalerweise morgens, aber es fällt dir schwer, dich zu motivieren, dann versuche, dein Training auf den Nachmittag zu verlegen. In diesem Fall können solche kleinen Anpassungen einen großen Unterschied machen, um eine Routine aufrechtzuerhalten, die für dich funktioniert.

Routinen sind nicht statisch; sie entwickeln sich mit deinen Bedürfnissen und Umständen. Hab Geduld und sei nachsichtig mit dir, wenn du deine Routine entwickelst und verfeinerst. Eine Routine aufzubauen und aufrechtzuerhalten erfordert Zeit und Mühe, aber die Vorteile sind es wert.

Virtuelle und physische externe Hilfsmittel

In der heutigen Zeit ist ein digitaler Kalender mit Erinnerungsfunktion unverzichtbar. Digitale Kalender können mit all deinen Geräten synchronisiert werden, damit du keinen wichtigen Termin verpasst - das gilt auch für Erinnerungen an Meetings oder Medikamenteneinnahmezeiten.

Eine weitere externe Hilfe ist ein physisches Notizbuch. Wenn du Dinge in einen Planer oder ein kleines Notizbuch (z. B. gepunktet, gerastert, liniert, leer) schreibst, prägen sich Informationen besser in dein Gedächtnis ein. Du kannst dir Aufgaben und Ideen notieren, wenn sie dir einfallen - oder wenn du dir bestimmte Informationen einfach besser merken willst, kannst du das auch durch Kritzeln tun. Das hat Jackie Andrade bewiesen, die 2009 untersucht hat, wie das Anfertigen kleiner Skizzen während des Unterrichts dazu beiträgt, dass sich Schüler/innen besser an den Unterricht erinnern. Klebezettel, die du an strategisch wichtigen Orten wie dem Badezimmerspiegel oder dem Computerbildschirm anbringst, können dir als visuelle Hinweise für wichtige Aufgaben dienen.

Mnemonik und Akronyme

Es gibt auch Gedächtnistechniken, mit denen du dein Erinnerungsvermögen weiter verbessern kannst. **Mnemotechniken und Abkürzungen** sind nützlich, um sich Listen oder Abfolgen zu merken. Das Akronym „HOMES" kann dir zum Beispiel helfen, dich an die Großen Seen zu erinnern:

1. Huron
2. Ontario
3. Michigan
4. Erie
5. Superior

Visualisierungstechniken und Gedächtnispalast

Auch **Visualisierungstechniken können** sehr hilfreich sein - versuche, dir die Informationen, die du dir merken musst, bildhaft vorzustellen. Wenn du dir merken musst, dass du Milch kaufen willst, stell dir eine riesige Milchtüte auf deinem Küchentisch vor.

Ähnlich wie die Visualisierungstechnik ist die Loci-Methode oder die Gedächtnispalast-Methode eine weitere effektive Technik, bei der du Informationen mit bestimmten Orten an einem vertrauten Ort, wie deinem Zuhause, in Verbindung bringst.

Stell dir vor, du gehst durch dein Haus und platzierst Gegenstände, an die du dich erinnern musst, in verschiedenen Räumen. Wenn du die Informationen abrufen musst, gehst du gedanklich durch dein Haus und „siehst" die Gegenstände an ihren Plätzen.

Positive Verstärkung

Eine weitere Möglichkeit, um Konzentrations- und Gedächtnisschwierigkeiten zu überwinden, ist es, Wege zu finden, sich aktiv zu motivieren.

Richte ein System ein, bei dem du für das Erledigen jeder Aufgabe oder jedes Mini-Termins eine kleine Belohnung bekommst. Kleine Belohnungen könnten sein:

- Deinen Lieblingssnack essen
- Eine kurze Pause einlegen
- Zeit in dein Lieblingshobby investieren

Abgesehen davon, dass du dich selbst belohnst, kann auch die Visualisierung deines Ziels deine Motivation steigern. Stelle dir die Zufriedenheit vor, die du empfindest, wenn das Projekt abgeschlossen ist, oder stelle dir das positive Feedback vor, das du von deinem Chef bekommst. Diese mentale Vorstellung kann dir das Gefühl geben, dass sich die Anstrengung mehr lohnt.

Andere digitale Apps und Tools

Technologie kann verständlicherweise ein zweischneidiges Schwert sein, da sie sowohl ablenkt als auch eine Lösung darstellt. Zum Glück gibt es Apps, die sich positiv auf dein Gedächtnis und deine Konzentration auswirken können, wie z. B. „Brain Music"-Audio-Player-Apps, die auf der Grundlage der auditiven Neurowissenschaft wissenschaftlich optimierte Musik abspielen, die dir hilft, schneller in einen besseren Konzentrationszustand zu gelangen.

Website-Blocker können dir helfen, digitale Ablenkungen zu vermeiden, indem sie den Zugriff auf zeitraubende Websites während der Arbeitszeit blockieren. Oder du kannst die Benachrichtigungseinstellungen deines Geräts so einstellen, dass du Unterbrechungen einschränkst, indem du unwichtige Benachrichtigungen deaktivierst oder den „Bitte nicht stören"-Modus verwendest, wenn du dich konzentrieren musst, und eine gesündere Grenze zwischen dir und ablenkenden Websites (z. B. Social Media- und Videostreaming-Seiten) aufbaust.

Schließlich gibt es noch visuelle Timer für konzentriertere Arbeits- oder Hobbysitzungen. Sie sind von unschätzbarem Wert, wenn es darum geht, Zeitblindheit zu bekämpfen, denn das Sichtbarmachen des Zeitablaufs kann dir helfen, dir bewusst zu machen, wie lange du an einer Sache gearbeitet hast, und dafür zu sorgen, dass du dich nicht *zu* sehr auf eine Aufgabe konzentrierst - was dazu führen könnte, dass du andere wichtige Besorgungen im Haus oder Arbeitsprojekte vernachlässigst.

Stelle einen visuellen Timer auf deinem Schreibtisch auf oder verwende eine Timer-App auf deinem Handy. Wenn du den Countdown beobachtest, bekommst du ein Gefühl der Dringlichkeit und kannst dich besser konzentrieren.

Auch das Einstellen von Alarmen für wichtige Abschnitte deines Tages, z. B. für den Beginn und das Ende der Arbeit, für Pausen oder den Übergang zwischen Aufgaben, ist effektiv. Solche Erinnerungen können als externe Aufforderung dienen und dir helfen, auf Kurs zu bleiben.

Ein guter visueller Timer, den du verwenden kannst, ist der Pomodoro-Timer, der speziell dafür entwickelt wurde, dir zu helfen, konzentriert zu bleiben. Er folgt der Pomodoro-Technik, d. h. er ist so eingestellt, dass du deine Arbeit und deine Pausen auf eine geordnete und gesunde Art und Weise ausbalancieren kannst, indem du dich in Schüben ununterbrochen konzentrierst, gefolgt von kurzen Pausen. So sieht es normalerweise aus - du kannst ihn aber auch nach deinen Wünschen anpassen:

1. **Vier 25-minütige Arbeitsintervalle:** Das ist die Standardarbeitszeit, wenn du die Pomodoro-Technik anwendest. Du kannst auch 30 Minuten arbeiten, wenn du willst.
2. **Kurze 5-Minuten-Pause:** Nach jedem Arbeitsintervall kannst du eine 5-minütige Pause einlegen, in der du dich ausruhen und dehnen kannst.
3. **Lange 15-30-minütige Pausen:** Sobald du eine Runde von vier Arbeitsintervallen beendet hast, kannst du eine längere Pause von 15-30 Minuten einlegen. Danach

wiederholst du das Muster Arbeit-Ruhe-Lange Pause noch etwa vier Mal.

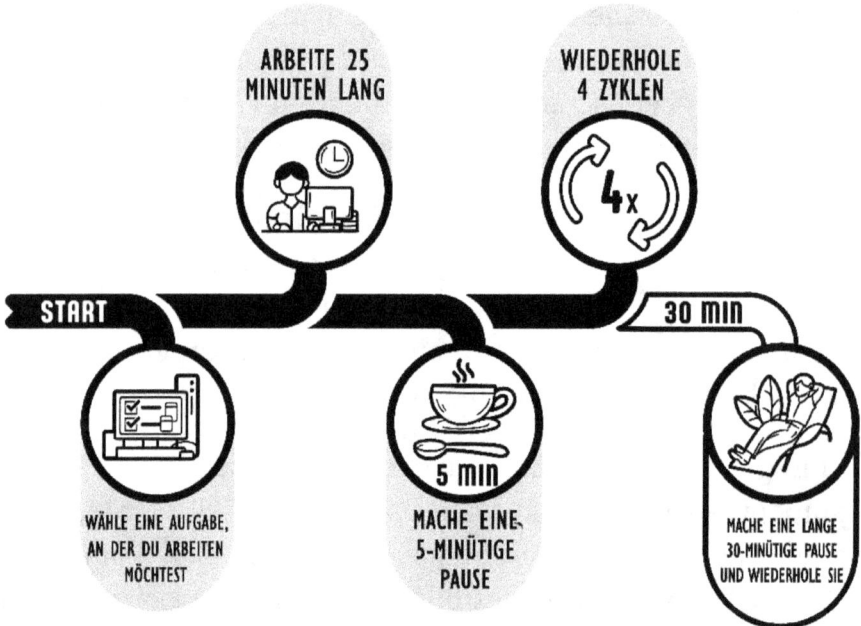

ARBEITE 25 MINUTEN LANG

WIEDERHOLE 4 ZYKLEN

START

30 min

5 min

WÄHLE EINE AUFGABE, AN DER DU ARBEITEN MÖCHTEST

MACHE EINE 5-MINÜTIGE PAUSE

MACHE EINE LANGE 30-MINÜTIGE PAUSE UND WIEDERHOLE SIE

Mit schnellen Arbeits- und Pausenintervallen bekämpft dieser Ansatz nicht nur die Müdigkeit, sondern bietet auch eine strukturierte Möglichkeit, die Zeit zu managen, besonders bei längeren oder schwierigeren Aufgaben.

3.2 Planung und Zielsetzung

Planung ist für jeden ein Schlüsselelement für kurz- und langfristigen Erfolg, und das kann besonders hilfreich sein, wenn du mit ADHS lebst. Ohne einen strukturierten Plan können sich die Tage manchmal überwältigend oder unorganisiert anfühlen.

Ein gut durchdachter Plan gibt dir jedoch eine Richtung vor, sodass die Aufgaben leichter zu bewältigen sind und dein Tag geordneter verläuft. Wenn du weißt, was dich als Nächstes erwartet, verringert sich die Angst und der Stress, bevor du deine Ziele erreichst.

Bevor du mit der Planung beginnst, musst du erst einmal die richtigen Werkzeuge auswählen, sobald du deine spezifischen Bedürfnisse - wie z.B. Benutzerfreundlichkeit, Portabilität und Vorlieben - kennst.

Zielsetzung mit digitalen und physischen Tools

Um auf einige Beispiele aus Kapitel 3.1: Hilfsmittel und Techniken für Gedächtnis und Konzentration zurückzukommen: Du kannst im Wesentlichen digitale und physische Hilfsmittel verwenden, um mit deinem Planungs- und Zielsetzungsprozess zu beginnen. Beide haben ihre eigenen Vor- und Nachteile.

Digitale Tools wie Apps können über verschiedene Geräte hinweg synchronisiert werden, damit du immer und überall Zugriff auf deine Pläne hast. Du kannst dich durch Benachrichtigungen und Alarme erinnern lassen, während du unterwegs bist. Es ist auch hilfreich, dass diese Apps direkt in deinen Arbeitsablauf integriert werden können, um deine Ziele einfach zu organisieren.

Allerdings musst du darauf achten, dass deine Geräte immer aufgeladen sind - und bei manchen Apps musst du dich erst ein wenig einarbeiten, bevor du sie wirklich voll nutzen kannst. Ganz zu schweigen von der Werbung und den kostenpflichtigen Funktionen in einigen Apps.

Analoge oder physische Hilfsmittel, wie Planer und Haftnotizen, bieten eine eher taktile Beschäftigung, die manche als erdend empfinden. Es ist zwar etwas mühsamer, aber die Mühe lohnt sich, vor allem, wenn du Dinge wortwörtlich aufschreibst und dich so besser an deine Pläne und Ziele erinnern kannst.

Der einzige Nachteil ist, dass du ein bisschen mehr auf Papier angewiesen bist, was manche vielleicht als entmutigend empfinden, weil sie den Überblick über Journale und Haftnotizen behalten müssen – zusammen mit dem Chaos, das damit einhergeht. Aber das ist alles eine Frage der persönlichen Vorlieben. Wichtig ist, dass du dich für Tools entscheidest, die dein Leben *vereinfachen* und nicht noch komplizierter machen.

Visuelle Kategorisierungsmethoden

Wenn du deine Tools ausgewählt hast, ist der nächste wichtige Schritt die Einrichtung eines effektiven Organisationssystems: die Auswahl und Anwendung deiner visuellen Kategorisierungsmethoden, die für Ordnung sorgen. Du kannst sie sowohl digital als auch physisch nutzen.

Die Farbcodierung ist eine unglaublich hilfreiche und visuell intensive Methode, um deine Pläne schnell zu kategorisieren. Du kannst verschiedenen Aufgaben oder Kategorien wie Arbeit, Privat und Gesundheit unterschiedliche Farben zuweisen. Diese visuelle Unterscheidung kann es einfacher machen, Aufgaben zu identifizieren und zu priorisieren.

Beschriftungs- und Sortiermethoden sind ebenso wichtig: Verwende klare, prägnante Etiketten für Ordner, Behälter und Mappen. Das reduziert den Zeitaufwand für die Suche nach Gegenständen und hilft, Ordnung zu halten.

Ein weiteres Instrument für die langfristige Planung ist ein Vision Board. Ein Vision Board ist eine visuelle Darstellung deiner Ziele und Träume – dies kann physisch oder digital geschehen. Beginne damit, *Bilder*, *Zitate* und *andere Dinge* zu sammeln, die dich inspirieren.

Diese können aus Zeitschriften, Online-Quellen oder persönlichen Fotos stammen. Ordne sie auf einer Tafel so an, dass sie dich ansprechen, ähnlich wie ein Moodboard, das Grafikdesigner für die Vorplanung von Designs verwenden.

Hänge diese Visionstafel dann an einem Ort auf, an dem du sie jeden Tag sehen kannst, z. B. in deinem Schlafzimmer oder an deinem Arbeitsplatz. Wenn du deine Ziele visuell siehst, hast du sie immer vor Augen und kannst dich täglich motivieren und inspirieren lassen.

Zielvereinbarungssysteme

Wenn du dich für dein bevorzugtes Medium entschieden hast, ist der nächste Schritt, ein System zu wählen, das du umsetzen möchtest, sobald du mit der Planung und der Festlegung deines Ziels beginnst.

Die „One-Touch"-Regel ist eine einfache, aber effektive Strategie: Bearbeite jeden Gegenstand nur einmal. Wenn du etwas in die Hand nimmst, entscheide sofort, ob es abgeheftet, entsorgt oder weiterverarbeitet werden soll. So verhinderst du, dass sich das Chaos stapelt, und sorgst für Ordnung in deinem Raum. Eine weitere effektive Möglichkeit, mit der Planung zu beginnen, sobald du dein Hilfsmittel ausgewählt hast, ist das Setzen von SMART-Zielen:

- Spezifisch
- Messbar
- Erreichbar
- Relevant
- Zeitgebunden

Diese Kriterien helfen dir, klare und erreichbare Ziele zu formulieren. Anstatt zum Beispiel zu sagen: „*Ich möchte mehr Sport treiben*", wäre ein SMART-Ziel: „*Ich werde im nächsten Monat jeden Morgen 30 Minuten spazieren gehen.*"

Dieses Ziel ist also:

- Spezifisch (**zu Fuß**)
- Messbar (**30 Minuten**)
- Erreichbar (**ein realistischer Zeitrahmen**)
- Relevant (**Verbesserung der Gesundheit**)
- Zeitgebunden (**ein Monat**)

Indem du dir SMARTe Ziele setzt, schaffst du einen klaren Weg zum Erfolg, der es dir leichter macht, konzentriert und motiviert zu bleiben.

Kurzfristige Zielüberprüfung

Wenn du dir deine kurzfristigen Ziele gesetzt hast, ist es wichtig, sie regelmäßig zu überprüfen und anzupassen, um auf Kurs zu bleiben. Kurzfristige Ziele können sich im Laufe der Zeit ändern.

Wenn du also eine wöchentliche oder zweiwöchentliche Zielbesprechung einplanst, um deine Fortschritte zu bewerten und zu sehen, was funktioniert und was nicht, kannst du deine Zeitvorgaben und Meilensteine bei Bedarf anpassen, damit sie realistisch und erreichbar bleiben.

Langfristige Zielüberprüfung

Wenn du deine langfristigen Ziele erreicht hast, ist es sehr wichtig, ein System für monatliche Zielüberprüfungen einzurichten, um deinen Prozess effizienter zu gestalten.

Verwende ein Tagebuch oder ein digitales Tool, um deine Ziele, Fortschritte und Anpassungen zu dokumentieren. Bei den monatlichen Überprüfungen solltest du dir alle Hindernisse notieren, auf die du gestoßen bist, und über Lösungen nachdenken.

Wenn du Herausforderungen mit diesem proaktiven Ansatz angehst, bevor sie deinen Fortschritt behindern, kannst du deine Arbeit unkomplizierter und produktiver gestalten, wenn du dich direkt wieder mit ihnen befasst.

3.3 Techniken der Fortschrittsverfolgung

Wenn du mit der Planungs- und Zielsetzungsphase fertig bist, besteht der nächste Schritt darin, den Fortschritt zu verfolgen - was für Menschen mit ADHS eine schwierige und überwältigende

Aufgabe sein kann, insbesondere wenn es schwierig ist, sich auf eine Aufgabe zu konzentrieren, während man sich am Ende auf *mehrere gleichzeitig* konzentrieren muss.

Das gilt besonders für große Projekte, denn diese können noch überwältigender und einschüchternder sein, wenn du die enorme Menge an Aufgaben siehst und dich wie gelähmt fühlst, weil du nicht weißt, wo du anfangen sollst.

Zeitsperrende Methode

Dies ist eine wirksame Strategie, um bestimmte Zeitblöcke für verschiedene Aufgaben im Laufe des Tages einzuteilen.

Das kannst du tun, indem du morgens eine Stunde für das Checken von E-Mails reservierst, zwei Stunden für konzentriertes Arbeiten und so weiter.

Das kann so aussehen:

Montag
9:00–10:00 E-Mails prüfen und schreiben
10:00– 12:00 Fokussierte Arbeitsaufgaben
12:00–13:00 Mittagessen
13:00–14:00 Teamtreffen

Du kannst einen strukturierten Plan für die Aufgaben erstellen, die du erledigen musst, um das Chaos zu minimieren, indem du deinen Tag in überschaubare Abschnitte unterteilst.

Das steigert die Produktivität und verringert gleichzeitig die Angst, nicht zu wissen, was als Nächstes zu tun ist.

Task Chunking

Beim Chunking werden Projekte in noch kleinere, leichter zu bewältigende Aufgaben unterteilt. Anstatt einen Berg zu sehen, siehst du nun kleinere, erklimmbare Hügel.

Mit dieser Methode kannst du jedes Teilstück einzeln in Angriff nehmen, wodurch das gesamte Projekt weniger entmutigend wird. Um Chunking zu betreiben, musst du alle Bestandteile deines Projekts auflisten.

In diesem Beispiel wollen wir die Aufgaben für das *Schreiben und Entwerfen* in Gruppen einteilen:

1. Entwirf eine kurze Einleitung
2. Bereite den schriftlichen Hauptinhalt mit einzelnen Kapiteln vor:
    a. Kapitel 1 - Thema A
    b. Kapitel 2 - Thema B
    c. Kapitel 3 - Thema C
3. Formuliere eine kurze Schlussfolgerung.

Dann nimmst du jede Komponente und schlüsselst sie weiter auf. Mache es so einfach wie möglich:

1. Entwirf eine kurze Einleitung
    a. Zweck des Buches
    b. Zu erreichende Ziele
2. Bereite den schriftlichen Hauptinhalt mit einzelnen Kapiteln vor:
    a. Kapitel 1 - Thema A (gilt auch für andere Kapitel)
        i.   Forschung über Thema A
        ii. Notiere die Forschungsdaten
        iii. Erstelle eine Gliederung für Kapitel 1
            1. Das Thema einführen
            2. Daten in Unterkapitel aufteilen
            3. Kapitel beenden
3. Formuliere eine kurze Schlussfolgerung
    a. Anerkennungsnoten
    b. Reflexion und Schlussfolgerungen zu den wichtigsten Punkten

Durch die Erstellung von Schritt-für-Schritt-Plänen wird ein überwältigendes Projekt in eine Reihe kleinerer, erreichbarer Aufgaben aufgeteilt. Jede abgeschlossene Aufgabe gibt dir ein Erfolgserlebnis, das dich zum Weitermachen motivieren kann.

Gantt-Diagramm

Als Nächstes geht es um die Visualisierung von Projektzeitplänen. Ein Gantt-Diagramm kann ein unschätzbares Werkzeug sein. Es besteht aus einem horizontalen Balkendiagramm, in dem jeder Balken eine Aufgabe darstellt.

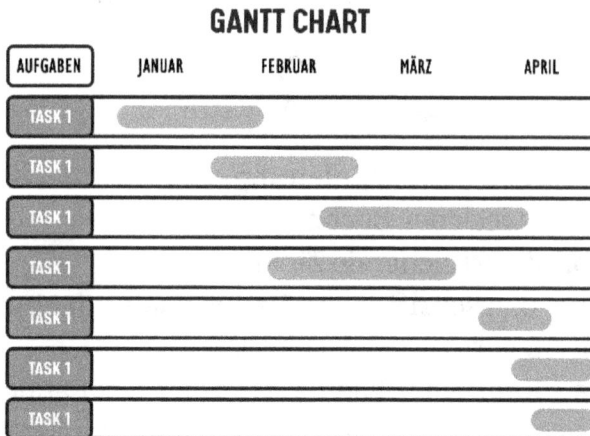

GANTT CHART

AUFGABEN	JANUAR	FEBRUAR	MÄRZ	APRIL
TASK 1				
TASK 1				
TASK 1				
TASK 1				
TASK 1				
TASK 1				
TASK 1				

Die Länge des Balkens gibt die Dauer der Aufgabe an, und die Platzierung zeigt das Start- und Enddatum.

Die Erstellung eines Gantt-Diagramms hilft dir, das gesamte Projekt auf einen Blick zu sehen. Beginne mit der Auflistung all deiner Aufgaben auf der vertikalen Achse. Zeichne dann horizontale Balken, um die Dauer der einzelnen Aufgaben darzustellen. Diese visuelle Darstellung macht es einfacher, den Fortschritt zu verfolgen und den Zeitplan bei Bedarf anzupassen.

Ein Gantt-Diagramm kann dir auch dabei helfen, Abhängigkeiten zwischen Aufgaben zu erkennen. Du kannst zum Beispiel nicht mit der Phase der Inhaltserstellung beginnen, bevor die Recherchephase abgeschlossen ist. Indem du diese Abhängigkeiten visualisierst, kannst du besser planen und Engpässe vermeiden.

Aktualisiere dein Gantt-Diagramm regelmäßig, um den Fortschritt und alle Änderungen im Zeitplan zu berücksichtigen. So bleibst du auf Kurs und stellst sicher, dass du systematisch vorankommst.

Bei der Priorisierung von Teilaufgaben in großen Projekten ist es wichtig zu wissen, dass nicht alle Aufgaben gleich wichtig sind; einige sind wichtiger als andere.

Pareto-Prinzip

Du kannst damit beginnen, alle deine Teilaufgaben aufzulisten und herauszufinden, welche davon für den Erfolg des Projekts wichtig sind. Orientiere dich dabei an der 80/20-Regel, die auch als Pareto-Prinzip bekannt ist.

Dieses Prinzip besagt, dass *80 % deiner Ergebnisse aus 20 % deiner Bemühungen resultieren.* Bestimme die 20% der Aufgaben, die den größten Einfluss auf dein Projekt haben, und setze Prioritäten.

Sobald du deine kritischen Aufgaben identifiziert hast, ordne sie nach ihrer Wichtigkeit. Konzentriere dich darauf, diese Aufgaben zuerst zu erledigen, bevor du dich den weniger wichtigen zuwendest. So stellst du sicher, dass du deine Zeit und deinen Aufwand optimal einsetzt, was zu besseren Projektergebnissen führt.

Das Setzen von Prioritäten hilft dir auch, deine Ressourcen effektiver zu verwalten und sicherzustellen, dass du dich nicht zu sehr verausgabst. Bei großen Projekten ist es wichtig, den Fortschritt zu verfolgen, um auf Kurs zu bleiben und die

Motivation aufrechtzuerhalten. Verschiedene Apps zur Fortschrittsverfolgung helfen dir, deine Aufgaben und Termine zu überwachen.

Diese Tools bieten einen klaren Überblick darüber, was bereits getan wurde und was noch zu tun ist. Regelmäßige Überprüfungen und Aktualisierungen sind ebenfalls wichtig. Plane wöchentliche oder zweiwöchentliche Check-ins ein, um deine Fortschritte zu überprüfen und notwendige Anpassungen vorzunehmen. Diese Check-ins bieten die Möglichkeit, etwaige Hindernisse zu beseitigen und deine Pläne zu verfeinern.

Kanban-Tafel

Visuelle Fortschrittskontrollen können besonders motivierend sein. Du kannst ein Fortschrittsdiagramm erstellen oder eine Kanban-Tafel verwenden, um deinen Fortschritt zu visualisieren. Eine Kanban-Tafel zeigt in Spalten die verschiedenen Phasen deines Projekts an, z. B. *„Zu erledigen"*, *„In Arbeit"* und *„Abgeschlossen"*.

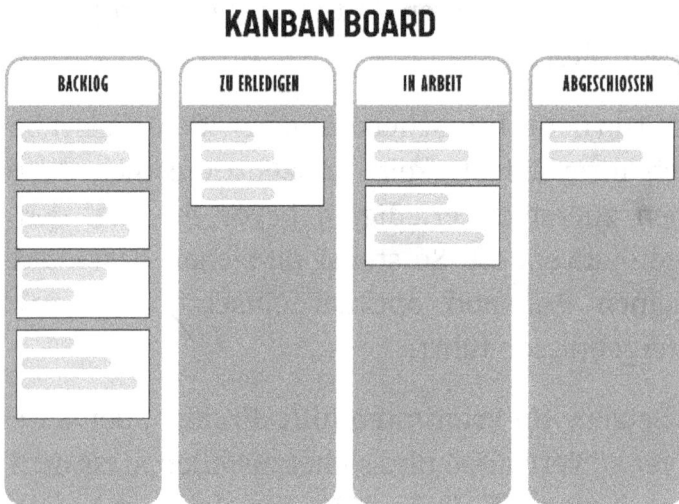

KANBAN BOARD

BACKLOG	ZU ERLEDIGEN	IN ARBEIT	ABGESCHLOSSEN

Wenn du die Aufgaben nacheinander erledigst, schiebst du sie durch die einzelnen Spalten, je weiter du mit deinen Aufgaben vorankommst. Diese visuelle Darstellung gibt dir ein klares Gefühl für deinen Fortschritt und kann sehr motivierend sein. Es ist befriedigend zu sehen, wie Aufgaben von „Zu erledigen" zu „Erledigt" wandern, und es hilft dir, konzentriert und organisiert zu bleiben.

Die Aufteilung von Aufgaben in kleinere, überschaubare Teile, die Verwendung von Tools wie Gantt-Diagrammen, die Priorisierung von Teilaufgaben und die effektive Verfolgung des Fortschritts können deine Herangehensweise an große Projekte verändern. Diese Strategien helfen dir, organisiert zu bleiben, dich nicht zu überfordern und deine Motivation aufrechtzuerhalten, damit du deine Projekte erfolgreich abschließen kannst.

3.4 Priorisierung der Aufgaben

Eine effektive Priorisierung von Aufgaben kann den Umgang mit ADHS-Symptomen deutlich verbessern und mehr Struktur und Leichtigkeit in das tägliche Leben bringen. Indem du dich auf das Wesentliche konzentrierst, kannst du durch Priorisieren das Gefühl der Überforderung verringern, das mit dem Jonglieren mit mehreren Verantwortlichkeiten einhergeht. So kannst du Aufgaben mit größerer Klarheit und Zuversicht angehen.

Grundlegende Priorisierung

Du kannst dir einen guten Überblick darüber verschaffen, was du den ganzen Tag über zu tun hast. Ähnlich wie bei der Erstellung einer Routine kannst du damit beginnen, alle Aufgaben aufzulisten, die du erledigen musst.

Anders als bei der Zeitsperre, bei der du dir selbst ein *Zeitlimit* setzt, geht es bei dieser Liste darum, Aufgaben nach ihrer Dringlichkeit und Wichtigkeit zu ordnen - Aufgaben mit bevorstehenden Fristen sollten Vorrang vor weniger wichtigen haben.

Sobald du deine Liste hast, kannst du mit der Zeitblockierungsmethode bestimmte Zeitfenster für jede Aufgabe zuweisen. Schätze realistisch ein, wie lange jede Aufgabe dauern wird, und plane Pufferzeit für Übergänge und unerwartete Unterbrechungen ein. Dieser Ansatz kann die Frustration eines überfüllten Zeitplans verhindern.

Es gibt auch Aufgabenmanagement-Apps, mit denen du Boards für verschiedene Projekte erstellen, Aufgaben hinzufügen und Fristen setzen kannst. Diese haben visuelle Layouts, die es dir leicht machen, den Fortschritt zu verfolgen und organisiert zu bleiben.

Eisenhower-Matrix

Als Nächstes haben wir die Eisenhower-Matrix, die ein hervorragendes Instrument zur Priorisierung von Aufgaben ist. Diese Matrix teilt die Aufgaben in vier Kategorien ein:

- Dringend und wichtig
- Wichtig, aber nicht dringend
- Dringend, aber nicht wichtig
- Weder dringend noch wichtig.

Wenn du die Aufgaben auf diese Weise kategorisierst, kannst du klar erkennen, welche Aufgaben sofort erledigt werden müssen und welche verschoben oder delegiert werden können. Wenn du die Aufgaben nach Wichtigkeit und Dringlichkeit ordnest, kannst du vermeiden, dass du deine Zeit mit weniger wichtigen Aktivitäten verbringst und das vernachlässigst, was wirklich wichtig ist.

	DRINGEND	NICHT DRINGEND
WICHTIG	**TUN** Erledige es sofort	**ENTSCHEIDEN** Plane eine Zeit für die Arbeit daran ein
NICHT WICHTIG	**DELEGIEREN** Wer ist die beste Person für diese Aufgabe?	**STREICHEN** Unnötige Aufgaben entfernen

Zu einem effektiven Prioritätensystem gehören tägliche und wöchentliche Aufgabenüberprüfungen. Beginne jeden Tag mit der Überprüfung deiner Aufgaben und aktualisiere deine Prioritäten auf der Grundlage neuer Informationen oder Fristen. Eine wöchentliche Überprüfung kann dir helfen, einen breiteren Blick auf deine Ziele zu werfen, um sicherzustellen, dass du auf Kurs bleibst.

Die Kategorisierung von Aufgaben kann auch für mehr Klarheit sorgen. Wenn du Kategorien wie *Arbeit*, *Privatleben*, *Gesundheit* und *Freizeit* verwendest, um ähnliche Aufgaben zusammenzufassen, kannst du Aufgaben besser gruppieren, visualisieren und einordnen. Auf diese Weise kannst du besser erkennen, wofür du deine Zeit verwendest, und fundiertere Entscheidungen darüber treffen, wie du sie aufteilst.

Indem du deine Aufgaben immer wieder überprüfst und kategorisierst, behältst du ein klares Gefühl für Richtung und Ziel.

Priorisierung und Prioritätsmatrix-Apps

Es gibt verschiedene Tools, die bei der Priorisierung von Aufgaben helfen können. Einige digitale Planer bieten eine vielseitige Plattform für die Organisation von Aufgaben, mit der du eigene Vorlagen erstellen, Fristen setzen und Aufgaben nach verschiedenen Kriterien priorisieren kannst. Diese Flexibilität macht sie zu einer ausgezeichneten Wahl für alle, die ein umfassendes Werkzeug für die Verwaltung verschiedener Aspekte ihres Lebens benötigen.

Apps für die Prioritätenmatrix können ebenfalls von Vorteil sein, da diese Apps speziell dafür entwickelt wurden, dir bei der Umsetzung der Eisenhower-Matrix zu helfen und es dir leicht zu machen, Aufgaben zu kategorisieren und zu priorisieren. Mit solchen Tools kannst du dein Aufgabenmanagement rationalisieren und sicherstellen, dass du dich auf das konzentrierst, was wirklich wichtig ist.

3.5 Entscheidungsfindung und Impulsivität

Entscheidungen zu treffen kann eine Herausforderung sein, vor allem, wenn die Impulsivität die Führung übernimmt, was manchmal zu schnellen Entscheidungen führt, die nicht vollständig durchdacht sind.

Wenn du dir nicht die Zeit nimmst, die Vor- und Nachteile abzuwägen, triffst du womöglich Entscheidungen, die du später bereust. Dies kann zu zusätzlicher Komplexität und Frustration führen, insbesondere wenn sich im Nachhinein unbeabsichtigte Konsequenzen zeigen.

Der Prozess des Abwägens von Optionen und des Vorausdenkens erfordert exekutive Fähigkeiten, und wenn dieser Prozess schwierig erscheint, können impulsive Entscheidungen häufiger vorkommen.

Diese schnellen Entscheidungen können sich auf verschiedene Lebensbereiche auswirken, von den Finanzen bis zu Beziehungen, und dazu führen, dass du dich überfordert und frustriert fühlst.

Mit den richtigen Strategien ist es jedoch möglich, die Kontrolle zurückzugewinnen und Entscheidungen mit mehr Selbstvertrauen und Klarheit zu treffen.

DECIDE Modell

Verschiedene Systeme können sehr effektiv zu besseren Entscheidungen beitragen. Das DECIDE-Modell ist ein strukturierter Ansatz, der dich durch den Prozess führen kann. Dieses Modell besteht aus den folgenden Elementen:

- Definiere das Problem klar: Du musst *genau* wissen, was du entscheiden musst, um Verwirrung zu vermeiden.
- Prüfe die Alternativen, die dir zur Verfügung stehen: Zähle alle möglichen Optionen auf, *ohne* zu urteilen.
- Bedenke die Konsequenzen jeder Alternative: Denke über die lang- und kurzfristigen Auswirkungen nach.
- Bestimme die beste Option auf der Grundlage deiner Analyse.
- Entwickle einen Plan, um ihn umzusetzen.
- Beurteile die Entscheidung nach einiger Zeit, um zu sehen, ob es die richtige Wahl war.

Dieser strukturierte Ansatz kann impulsive Tendenzen bremsen und einen klaren Weg vorgeben.

SWOT-Analyse

Ein weiterer nützlicher Rahmen ist die SWOT-Analyse, die vor allem in der Schule und im Beruf verwendet wird. Mit dieser Methode kannst du eine Entscheidung in überschaubare Teile zerlegen, indem du die Fragen beantwortest, die zu jedem Teil gehören:

- Stärken - *Welche Vorteile bietet sie?*
- Schwächen - *Was sind die potenziellen Schattenseiten?*
- Chancen - *Welche positiven Folgen könnte diese Entscheidung haben?*
- Bedrohungen - *Welchen Risiken oder Hindernissen könntest du begegnen?*

Wenn du deine Entscheidung in diese vier Kategorien unterteilst, bekommst du einen umfassenden Überblick über die Situation und kannst so leichter eine fundierte Entscheidung treffen.

Bei komplexeren Entscheidungen bieten Entscheidungsmatrizen eine strukturierte Möglichkeit, deine Optionen zu bewerten. Beginne damit, Kriterien festzulegen, die für dich wichtig sind. Wenn du dich zum Beispiel für einen neuen Job entscheidest, könnten deine Kriterien Gehalt, Fahrtzeit, Unternehmenskultur und Karrieremöglichkeiten sein.

Wäge dann jedes Kriterium nach seiner Wichtigkeit ab - wenn das Gehalt der wichtigste Faktor ist, gewichte ihn höher. Dann bewertest du jede Option anhand dieser Kriterien und bewertest sie danach, wie gut sie die einzelnen Kriterien erfüllt. Schließlich multiplizierst du die Punkte mit den Gewichtungen und addierst sie, um eine Gesamtpunktzahl für jede Option zu erhalten.

Die Option mit der höchsten Punktzahl oder dem größten Gewicht ist in der Regel die beste Wahl. Diese Methode bietet einen klaren, quantitativen Weg, um komplexe Optionen zu vergleichen und den Einfluss der Impulsivität zu verringern.

Achtsamkeitstechniken

Nachdem du alle Strategien und Strukturen zur Steuerung deiner Entscheidungsfähigkeit kennengelernt hast, gibt es eine wichtige Technik, die dir hilft, Entscheidungen zu treffen und gleichzeitig deine Impulsivität zu reduzieren: die Achtsamkeitstechnik.

Tiefe Atemübungen können dir helfen, ruhig und konzentriert zu bleiben. Wenn du vor einer Entscheidung stehst, atme ein paar Mal tief durch, um deinen Kopf frei zu bekommen. Diese einfache Handlung kann Ängste abbauen und eine Pause schaffen, die dir Zeit zum Nachdenken gibt.

Die „Innehalten und Nachdenken"-Methode ist eine weitere effektive Technik: Bevor du eine Entscheidung triffst, solltest du bewusst eine kurze Pause einlegen.

Während dieser Pause solltest du über die möglichen Folgen und Konsequenzen nachdenken. Die Pause kann je nach Situation ein paar Sekunden oder ein paar Minuten dauern. Wichtig ist, dass der impulsive Kreislauf unterbrochen wird, damit du dir mehr Gedanken machen kannst. Mehr zu diesen Techniken findest du in Kapitel 6.5.

3.6 Weitere Apps und Tools

Die Auswahl der richtigen Apps und Tools kann für Erwachsene mit ADHS einen großen Unterschied machen - vor allem, wenn die meisten von ihnen Funktionen zur Verbesserung der Lebensqualität bieten, die deine Produktivität und Routine verbessern können.

Der erste Schritt in diesem Prozess besteht darin, die Kriterien zu bestimmen, die für dich am wichtigsten sind. Suche nach Apps, die ein Gleichgewicht zwischen Einfachheit und Funktionalität bieten, denn zu komplexe Tools können dich überwältigen, während zu einfache Apps vielleicht nicht die Funktionen bieten, die du brauchst. Lege den Schwerpunkt auf Benutzerfreundlichkeit, intuitive Benutzeroberflächen und Anpassungsmöglichkeiten - rationalisiere deine Aufgaben und *vermeide es,* sie noch komplizierter zu machen.

Die hier aufgelisteten Apps und Programme sind einige von denen, die ich persönlich für meine Arbeit verwendet habe. Es sind lediglich Empfehlungen, die auf meinen persönlichen Vorlieben basieren, aber vielleicht sind sie auch für dich hilfreich.

Aufgabenmanagement-Apps

Die richtigen Aufgabenmanagement-Apps zu finden, ist ein guter Ausgangspunkt. *Asana* eignet sich besonders gut für das Aufgaben- und Projektmanagement, da es dir ermöglicht, Aufgaben in kleinere, überschaubare Schritte zu unterteilen. Außerdem bietet es verschiedene Ansichten, wie Listen, Boards und Zeitleisten, die dir helfen, deinen Fortschritt zu visualisieren. Du kannst Fristen setzen, Aufgaben zuweisen und deine Arbeit nachverfolgen, damit du leichter den Überblick behältst.

Todoist ist eine weitere hervorragende Option für alltägliche Aufgaben. Über die einfache Benutzeroberfläche kannst du Aufgaben erstellen, Prioritäten setzen und deinen Fortschritt verfolgen. Du kannst *Todoist* auch mit anderen Apps wie Google Kalender integrieren, um alles an einem Ort zu verwalten.

Notiz-Apps

Digitale Notizen sind von unschätzbarem Wert, um deine Gedanken und Ideen zu ordnen. *Notion* ist eine vielseitige Option, mit der du Notizen und Listen erstellen und sogar Videos oder Audios hochladen oder einbetten kannst. Du kannst deine Notizen in Notizbüchern organisieren und sie mit Tags versehen, um sie leichter wiederzufinden.

OneNote bietet einen ähnlichen Funktionsumfang, verfügt jedoch über eine flexiblere, frei gestaltbare Arbeitsfläche. Es eignet sich hervorragend für kreatives Brainstorming, und ermöglicht die Kombination von Text, Bildern und Zeichnungen in deinen Notizen. Beide Apps werden geräteübergreifend synchronisiert, so dass du immer und überall Zugriff auf deine Notizen hast.

Automatisierungstools

Automatisierungstools können deine täglichen Routinen erheblich vereinfachen. *Mit IFTTT (If This Then That)* kannst du individuelle Automatisierungen zwischen Apps und Geräten erstellen.

Du kannst es beispielsweise so einstellen, dass E-Mail-Anhänge automatisch in Dropbox gespeichert werden oder du jeden Morgen ein Wetter-Update erhältst.

Zapier funktioniert ähnlich, ist aber mehr auf Geschäftsanwendungen ausgerichtet. Es können mehrere Apps integriert werden, die Aufgaben wie das Aktualisieren von Tabellen oder das Senden von Erinnerungen automatisieren. Diese Tools sparen Zeit und reduzieren die mentale Belastung durch wiederkehrende Aufgaben.

Zeiterfassung

Zeiterfassungs-Apps sind für die Verbesserung der Produktivität unerlässlich. *Toggl* ist eine unkomplizierte App, mit der du deine Arbeitszeiten mit einem einzigen Klick erfassen kannst. Du kannst deine Zeit nach Projekten oder Aufgaben kategorisieren, und so leichter erkennen, wofür du deine Zeit verwendest.

RescueTime bietet eine detailliertere Analyse und verfolgt die Zeit, die du auf verschiedenen Websites und Anwendungen verbringst. Sie liefert detaillierte Berichte, die dir helfen, Zeitfresser zu identifizieren und deine Gewohnheiten entsprechend anzupassen. Beide Apps können dir dabei helfen, verantwortungsbewusst zu bleiben und fundiertere Entscheidungen zu treffen, wie du deine Zeit einteilst.

Virtuelle Assistenten

Virtuelle Assistenten wie *Siri* oder *Gemini* (und *Google Assistant* für einige Geräte) können unglaublich nützlich sein, wenn es darum geht, Erinnerungen zu setzen und den täglichen Zeitplan zu verwalten. Du kannst sie bitten, Alarme einzustellen, dich an Termine zu erinnern oder sogar Einkaufslisten zu erstellen.

Solche Assistenten können auch in anderen Apps integriert werden und bieten dir so eine nahtlose Möglichkeit, deine Aufgaben zu verwalten und organisiert zu bleiben.

Du kannst zum Beispiel Gemini oder den Google Assistant bitten, einen Termin in deinen Kalender einzutragen oder eine Nachricht zu senden – ganz bequem von zuhause aus. Das ist besonders hilfreich, wenn du unterwegs bist oder Multitasking betreibst.

Die Integration von Technologie in deine täglichen Abläufe kann deine Produktivität erheblich steigern. Wenn du die richtigen Tools auswählst, rationalisierst du deine Aufgaben, reduzierst Überforderung und bleibst organisiert. Die Nutzung dieser Tools hilft dir, die Komplexität von ADHS zu bewältigen, und macht es dir leichter, konzentriert und produktiv zu bleiben.Es versteht sich von selbst, dass der Einsatz von Technologie oder Apps ein Glücksspiel sein kann. Aber solange du die richtige App für deine Bedürfnisse findest und sie in deinen Alltag integrierst, kann Technologie ein wirksamer Verbündeter bei der Bewältigung von ADHS sein.

Die richtigen Apps können Struktur schaffen, Ängste abbauen und dir helfen, deine Ziele effizienter zu erreichen. Mit einem gut ausgewählten Toolset kannst du deine exekutiven Funktionen verbessern und deinen Alltag besser meistern. Im nächsten Kapitel werden wir uns damit beschäftigen, wie du deine Beziehungen und deine Kommunikation verbessern kannst, und dir Einblicke und Strategien geben, um deine Beziehungen zu anderen zu stärken.

Kapitel 4

Beziehungen gestalten
mit ADHS

Eine Beziehung zu führen, ist für jeden eine Herausforderung, aber für Menschen mit ADHS können diese Herausforderungen noch größer sein. Selbst in einer Zeit, in der das Bewusstsein für psychische Gesundheit wächst, kann es entmutigend sein, wenn dein Partner nicht zu verstehen scheint, was du durchmachst - obwohl du selbst weißt, dass ADHS nicht immer vollständig verstanden wird.

Stell dir vor: Du sitzt deinem Partner gegenüber und erklärst ihm, warum du einen wichtigen Termin vergessen hast, und siehst die Frustration in seinen Augen. Du fühlst dich missverstanden und dein Partner fühlt sich vernachlässigt - beide Gefühle sind völlig berechtigt. Leider sind Szenarien wie diese für Erwachsene mit ADHS nur allzu häufig.

Symptome wie Unaufmerksamkeit oder Impulsivität können romantische Beziehungen belasten, so dass es sich anfühlt, als würdet ihr zwei verschiedene Sprachen sprechen, ohne dass eine der beiden Parteien die Perspektive der anderen

63

vollständig erfassen kann. Diese Diskrepanz kann sogar dazu führen, dass Menschen mit ADHS ihre Probleme verstecken, um Konflikte zu vermeiden.

Aber das muss nicht so bleiben. Zu verstehen, wie sich ADHS auf Beziehungen auswirkt, ist der erste Schritt, um eine gesündere Kommunikation zu fördern und stärkere Beziehungen aufzubauen.

Ein Partner, ein Freund oder ein Familienmitglied, das dich unterstützt, ist zwar von unschätzbarem Wert, aber der Weg zu besseren Beziehungen beginnt damit, was du für dich selbst und die Menschen, die dir wichtig sind, tun kannst. Gemeinsam könnt ihr eine Grundlage für gegenseitiges Verständnis und Wachstum schaffen.

4.1 Maskieren von ADHS

Mit ADHS zu leben bedeutet oft, sich in einer Welt zurechtzufinden, die für neurotypische Menschen geschaffen wurde. Eine der Strategien, die viele Menschen mit ADHS anwenden, um sich anzupassen, ist das sogenannte Maskieren.

Maskierung bezieht sich auf das bewusste oder unbewusste Bemühen, Verhaltensweisen, Eigenschaften oder Symptome, die mit ADHS in Verbindung gebracht werden, zu verbergen oder zu unterdrücken, um den gesellschaftlichen Normen zu entsprechen oder eine Beurteilung zu vermeiden. Das kann bedeuten, dass du dich zwingst, still zu sitzen, wenn du von Natur aus zappeln musst, dass du dich besonders anstrengst, um die Erwartungen am Arbeitsplatz zu erfüllen, oder dass du deine Probleme mit Zeitmanagement und Konzentration herunterspielst.

Im Kern geht es beim Maskieren darum, sich an eine Welt anzupassen, in der ADHS oft missverstanden wird. Obwohl es in bestimmten Situationen ein wertvolles Instrument sein kann, führt ein übermäßiger Einsatz von Maskierung nicht selten zu Burnout, emotionaler Erschöpfung und anderen potenziellen Folgen und Herausforderungen.

Das Maskieren entspringt oft dem Wunsch, soziale Erwartungen zu erfüllen und negative Stereotypen im Zusammenhang mit ADHS zu vermeiden. Wenn du verstehst, was Maskierung ist, warum sie stattfindet und wie du ihre Auswirkungen verringern kannst, kannst du ein authentischeres und erfüllteres Leben führen.

Sozialer Druck und der Wunsch, sich anzupassen

Schon in jungen Jahren können Menschen mit ADHS die Botschaft erhalten, dass ihre natürlichen Tendenzen - wie Unruhe, Impulsivität oder Konzentrationsschwierigkeiten - störend oder inakzeptabel sind. Im Laufe der Zeit kann dies zu einem verinnerlichten Druck führen, sich „anzupassen", indem man diese Eigenschaften unterdrückt.

Im beruflichen Umfeld beispielsweise könnte sich jemand mit ADHS gezwungen fühlen, hyperorganisiert und gelassen zu wirken, um nicht als unzuverlässig abgestempelt zu werden. In sozialen Situationen könnte man seinen natürlichen Enthusiasmus unterdrücken oder Gespräche über seine ADHS ganz vermeiden, um Missverständnissen vorzubeugen. Die Maskierung beruht oft auf der Angst vor Ablehnung, Verurteilung oder Ausgrenzung und ist somit ein Selbstschutzmechanismus, um sich in einem Umfeld zurechtzufinden, das kein Verständnis oder keine Unterstützung bietet.

Folgen der Maskierung

Obwohl das Maskieren kurzfristig helfen kann, unangenehme Situationen zu vermeiden, ist es oft mit erheblichen emotionalen und mentalen Kosten verbunden. Das Maskieren kann im Laufe der Zeit Stress verursachen und sogar zu einem Zusammenbruch führen, wenn es nicht sorgfältig gehandhabt und gesteuert wird.

Hier ist eine Liste weiterer negativer Aspekte des Maskierens ohne entsprechende Anleitung in einem früheren Stadium:

- **Erhöhter Stress und Angstzustände:** Die ständige Überwachung und Unterdrückung natürlicher Verhaltensweisen kann erschöpfend sein und zu chronischem Stress und erhöhter Angst führen. Diese psychische Belastung kann die effektive Behandlung von ADHS-Symptomen zusätzlich erschweren und einen Teufelskreis schaffen.
- **Ein Gefühl der Isolation:** Maskierung bedeutet oft, einen grundlegenden Teil von sich selbst zu verbergen, was dazu führen kann, dass man sich isoliert und von anderen getrennt fühlt. Wenn man ständig eine Fassade aufrechterhält, kann es schwierig sein, echte Beziehungen aufzubauen, in denen man sich wirklich verstanden und akzeptiert fühlt.
- **Langsame Verschlechterung der psychischen Gesundheit:** Mit der Zeit kann das Maskieren das Selbstwertgefühl untergraben und zu Gefühlen der Unzulänglichkeit beitragen. Es verstärkt die Vorstellung, dass dein wahres Ich nicht „gut genug" ist, was zu Depressionen, emotionaler Erschöpfung und einem verminderten Identitätsgefühl führen kann.

Wenn deine psychische Gesundheit fast jeden Tag zunehmend durch Maskieren beeinträchtigt wird, vor allem, wenn Maskieren an sich eine ungesunde Bewältigungsgewohnheit ist, steigt die Wahrscheinlichkeit, dass du eine psychische Krankheit - oder eine Komorbidität - entwickelst. Der nächstbeste Schritt ist, die Anzahl der Maskierungen zu reduzieren, und es gibt gesunde Wege, dies zu tun.

Strategien zur Reduzierung der Maskierung

Auch wenn es nicht immer möglich - oder sogar notwendig - ist, die Maskierung vollständig zu beseitigen, können Strategien, die Selbstakzeptanz und ein authentisches Leben in den Vordergrund stellen, einen großen Unterschied machen.

Erkenne deine ADHS an: Der erste Schritt zur Verringerung der Maskierung besteht darin, deine ADHS als Teil deiner Persönlichkeit anzuerkennen und zu akzeptieren, nicht als etwas, das versteckt oder behoben werden muss. Es geht darum, zu verstehen, dass bestimmte Aspekte von dir Fürsorge und Geduld brauchen, die du nicht nur von anderen Menschen, sondern auch von dir selbst erfährst.

Dazu gehört, dass du ADHS-Merkmale als handhabbare Unterschiede und nicht als Defizite oder fehlende normative Eigenschaften betrachtest. Zum Beispiel kann dein Bedürfnis, zu zappeln, dir helfen, dich zu konzentrieren, und deine Hyperfokussierung auf Themen, die dich interessieren, kann eine Stärke sein - Unterschiede, die du zu anderen Menschen hast, sollten niemals deinen Selbstwert bestimmen.

Authentizität und Anpassung: Es ist zwar wichtig, deine ADHS zu akzeptieren, aber es ist auch in Ordnung, dich so

67

anzupassen, dass du in bestimmten Situationen besser zurechtkommst. Das Ziel ist nicht, dich komplett zu verstecken, sondern ein Gleichgewicht zu finden, das es dir ermöglicht, dir selbst treu zu bleiben und gleichzeitig die Anforderungen deines Umfelds zu erfüllen.

Bei der Reduzierung der Maskierung geht es darum, dir die Erlaubnis zu geben, authentisch zu sein und zu erkennen, dass du dich nicht an eine Einheitsnorm anpassen musst. Umgib dich mit Menschen, die deine ADHS verstehen und akzeptieren. Das kann die Notwendigkeit verringern, sie zu verbergen - egal, ob du Freunde, Familie oder Kollegen über ADHS aufklärst oder einer Selbsthilfegruppe beitrittst. Ein Umfeld zu schaffen, indem du dich sicher fühlst, du selbst zu sein, ist entscheidend.

Im beruflichen Umfeld kann dir das Eintreten für Anpassungen wie flexible Arbeitszeiten oder einen ruhigen Arbeitsplatz helfen, die Erwartungen zu erfüllen, ohne dass du deine natürlichen Tendenzen unterdrücken musst.

4.2 ADHS und romantische Beziehungen

ADHS-Symptome können romantische Beziehungen auf einzigartige Weise beeinflussen, aber mit Bewusstsein und proaktiver Kommunikation können diese Herausforderungen auch zu Chancen für Wachstum und Verbindung werden.

Wie bereits in Kapitel 2.4 erwähnt, kann Hyperfokus, eine häufige ADHS-Eigenschaft, dazu führen, dass man sich intensiv mit Aktivitäten, Projekten oder Interessen beschäftigt, was wiederum dazu führen kann, dass der Partner sich übersehen fühlt.

Wenn du jedoch Grenzen setzt und dir Zeit für gemeinsame Momente nimmst, sorgst du dafür, dass sich dein Partner wertgeschätzt fühlt und du trotzdem deinen Leidenschaften nachgehen kannst.

Impulsivität, ein weiteres Kennzeichen von ADHS, führt gelegentlich zu ungefilterten Kommentaren oder schnellen Entscheidungen. Wenn du dich in Achtsamkeit übst und innehältst, bevor du reagierst, kannst du diese Momente überlegter angehen und mögliche Missverständnisse vermeiden.

Emotionale Sensibilität ist zwar manchmal eine Herausforderung, bringt aber auch Tiefe und Authentizität in die Beziehung. Indem sie offen über emotionale Auslöser sprechen und gemeinsam daran arbeiten, sie zu bewältigen, können Paare eine größere Intimität und gegenseitige Unterstützung fördern.

Mit Verständnis, Geduld und Anstrengung von beiden Partnern kann ADHS zu einer gemeinsamen Reise werden, die die Bindung stärkt und die Beziehung verbessert.

Hier sind einige wichtige Faktoren, die du beachten solltest, wenn du in einer romantischen Beziehung bist:

Kontrolliertes aktives Zuhören

Wenn effektive Kommunikation der Eckpfeiler jeder gesunden Beziehung ist, dann ist sie umso wichtiger, wenn ADHS ein Teil der Gleichung ist. Hyperfokus ist zwar eine einzigartige Stärke, kann aber auch dazu führen, dass du die Bedürfnisse deines Partners ungewollt vernachlässigst.

Kontrolliertes aktives Zuhören kann dabei helfen, den Hyperfokus zu kontrollieren und sicherzustellen, dass du deinem Partner während des Gesprächs aufmerksam zuhörst.

Kontrolliertes aktives Zuhören bedeutet, dass du ganz präsent bist und deine Aufmerksamkeit bewusst auf deinen Partner lenkst. Nimm Augenkontakt auf, fasse zusammen, was dein Partner sagt, um sicherzustellen, dass du ihn richtig verstehst, und bestätige seine Gefühle. Wenn dein Partner zum Beispiel von einem stressigen Arbeitstag erzählt, antworte mit „Das klingt, als hättest du einen wirklich harten Tag gehabt". Das zeigt, dass du ihm zuhörst und seine Erfahrung wertschätzt.

Die Verwendung von „Ich"-Aussagen, um deine Gefühle auszudrücken, kann dir auch helfen, dich zu konzentrieren und deinen Hyperfokus zu kontrollieren. Anstatt zu sagen: „Du hörst mir nie zu", sag lieber: „Ich fühle mich verletzt, wenn ich mich nicht gehört fühle". Dadurch verschiebt sich der Fokus von der Schuldzuweisung auf den Ausdruck deiner eigenen Erfahrung, was die Abwehrhaltung verringert und einen konstruktiven Dialog fördert. Die bewusste Anwendung dieser Techniken hilft dabei, die Intensität des Hyperfokus mit der Notwendigkeit auszugleichen, im Moment präsent zu sein, und fördert so eine gesündere, verständnisvollere Beziehung.

Treffen einplanen

Eine weitere effektive Strategie sind regelmäßige Treffen und Gespräche. Legt regelmäßige Zeiten fest, um über eure Beziehung zu sprechen, Probleme zu besprechen und Erfolge zu feiern. Auf diese Weise wird ein strukturierter Raum für die Kommunikation geschaffen, der es unwahrscheinlicher macht, dass wichtige Gespräche durch alltägliche Ablenkungen verdrängt werden.

Ihr könntet beschließen, jeden Sonntagabend ein wöchentliches Gespräch zu führen, in dem ihr eure Gedanken und Gefühle über die vergangene Woche austauscht. Diese regelmäßige Übung kann euch helfen, in Kontakt zu bleiben und Probleme anzusprechen, bevor sie eskalieren.

Das ist *besonders* wichtig, wenn ein wichtiges Datum ansteht, an das du dich erinnern musst.

Die „Auszeit"-Methode

Wenn es zu Konflikten kommt, ist es wichtig, Strategien für eine konstruktive Lösung zu haben - die „Auszeit"-Methode kann besonders effektiv sein. Wann immer die Emotionen hochkochen, solltest du eine Pause einlegen, um dich abzukühlen, bevor du das Gespräch fortsetzt. Einigt euch auf ein Signal oder einen Satz, der anzeigt, dass ihr eine Auszeit braucht, und *haltet euch* vor allem *daran*. Diese Pause ermöglicht es euch beiden, euch zu beruhigen und das Thema mit einem klareren Kopf anzugehen. Für Menschen mit ADHS kann diese Pause auch dazu dienen, den Hyperfokus zurückzusetzen und ihn auf eine konstruktive Lösung des Konflikts umzulenken.

Sobald ihr die Möglichkeit hattet, euch zu beruhigen, kehrt ihr zu der Diskussion zurück und konzentriert euch auf eine gemeinsame Problemlösung. Geht den Konflikt als Team an und arbeitet gemeinsam an einer Lösung, die beide Parteien zufriedenstellt. Das kann bedeuten, dass ihr verschiedene Optionen durchspielt und deren Vor- und Nachteile gemeinsam abwägt.

Zeit, Liebessprache, Gemeinsame Aktivitäten

Zur Stärkung der emotionalen Bindung in deiner Beziehung gehört mehr als nur die Bewältigung von Konflikten.

Plane regelmäßige Verabredungen, um die Romantik aufrechtzuerhalten. Nimm dir Zeit, um die Gesellschaft des anderen ohne die Ablenkungen des Alltags zu genießen - egal, ob es sich um ein schickes Abendessen oder einen gemütlichen Filmabend handelt, diese Momente der Verbundenheit sind wichtig.

Wertschätzung und Liebe auszudrücken ist eine weitere Möglichkeit, eure Bindung zu stärken. Einfache Handlungen wie „Danke" zu sagen, eine süße Nachricht zu hinterlassen oder sogar die Hand zu halten (besonders wenn es kalt ist oder ihr durch den Verkehr fahrt), können deinem Partner das Gefühl geben, geschätzt und geliebt zu werden.

Gemeinsame Hobbys und Aktivitäten können euch auch näher zusammenbringen. Sucht euch etwas, das euch beiden Spaß macht, und macht es zu einem regelmäßigen Teil eurer Routine - egal, ob es Kochen, Wandern oder Malen ist. Diese gemeinsamen Erlebnisse schaffen bleibende Erinnerungen und vertiefen eure Beziehung.

Zu verstehen, wie sich ADHS-Symptome auf romantische Beziehungen auswirken, ist der erste Schritt zum Aufbau einer gesünderen Kommunikation und einer stärkeren Bindung. Indem du aktiv zuhörst, Ich-Aussagen verwendest, regelmäßige Treffen einplanst und konstruktive Konfliktlösungsstrategien anwendest, kannst du die Herausforderungen meistern und eine erfülltere und liebevollere Beziehung aufbauen.

4.3 Empathie mit der Familie entwickeln

ADHS kann in Familien manchmal missverstanden werden, auch wenn es eine genetische Komponente hat oder sich im Laufe der Zeit entwickelt. Auch wenn deine Angehörigen die Symptome bemerken, begreifen sie vielleicht nicht immer die damit verbundenen Herausforderungen.

Offene und ehrliche Kommunikation ist der Schlüssel zur Förderung von Empathie und Verständnis. Wenn du deine Erfahrungen mit anderen teilst und ihnen Informationen über ADHS zur Verfügung stellst, kann das helfen, die Kluft zu überbrücken und ein unterstützendes Umfeld zu schaffen. Indem du deine Familie in den Lernprozess einbeziehst, gibst du ihr die Möglichkeit, die besonderen Auswirkungen von ADHS auf dein Leben zu verstehen. Diese gemeinsame Anstrengung kann die Beziehungen stärken, das Einfühlungsvermögen fördern und sicherstellen, dass deine Familie eine Quelle der Ermutigung und Unterstützung auf deinem Weg wird.

Offene Familiendiskussionen

Offene Familiendiskussionen über ADHS können ebenfalls aufschlussreich sein - sie schaffen einen sicheren Raum, in dem jeder Fragen stellen und seine Gefühle ausdrücken kann.

Diese Gespräche können möglicherweise Missverständnisse ausräumen und ein unterstützendes Umfeld schaffen. Diese Art von Gesprächen erfordert Einfühlungsvermögen, das nicht jedem von Natur aus gegeben ist, aber es *kann* durch gezielte Übungen kultiviert werden.

Rollenspiele helfen den Familienmitgliedern, deine Sichtweise zu verstehen. Tausche zum Beispiel die Rollen und lasse sie erleben, wie es ist, mit ADHS-Symptomen umzugehen, während sie versuchen, alltägliche Aufgaben zu erledigen. Das kann die Augen öffnen und Empathie erzeugen.

Eine Empathie-Karte erstellen

Eine weitere Möglichkeit, Empathie zu fördern, ist das Empathie-Mapping, ein weiteres großartiges Instrument. Erstelle eine Karte, auf der die Familienmitglieder ihre Gedanken, Gefühle und Erfahrungen in bestimmten Situationen aufschreiben können.

Vergleiche dann diese Karten, um zu sehen, wie sich die Wahrnehmungen unterscheiden. Diese Übung kann Verständnislücken schließen und einfühlsame Interaktionen fördern.

Grenzen setzen

Wenn es um Empathie geht, ist es auch wichtig, gesunde Grenzen zu setzen und eine ausgewogene Beziehung zu den Familienmitgliedern zu pflegen. Der erste Schritt besteht darin, deine Bedürfnisse klar zu kommunizieren. Teile deiner Familie mit, was du für einen effektiven Umgang mit deiner ADHS benötigst – ob du Ruhe zum Konzentrieren brauchst oder Erinnerungen an wichtige Aufgaben. Wenn du deine Bedürfnisse offen ansprichst, kannst du Missverständnisse vermeiden.

Ebenso wichtig ist es, den persönlichen Freiraum zu respektieren. Mache klar, wann du Zeit für dich brauchst, um dich zu erholen, und sorge dafür, dass diese Grenzen respektiert werden. Dieser gegenseitige Respekt reduziert Reibungen und schafft ein harmonischeres Zusammenleben.

Strategien zur Unterstützung der Familie können dein tägliches Leben erheblich verändern. Von regelmäßigen Familientreffen, bei denen Herausforderungen und Lösungen besprochen werden, bis hin zu gemeinsamen Kalendern für wichtige Termine, die dazu beitragen, dass alle auf dem gleichen Stand sind, kann jeder eine strukturierte Zeit haben, um seine Erfahrungen auszutauschen und sich gegenseitig zu unterstützen. Die Nutzung eines digitalen Kalenders, auf den alle zugreifen können, um Familienereignisse, Termine und Fristen zu planen, ist eine gemeinsame Aufgabe, die dich entlastet und sicherstellt, dass nichts unter den Tisch fällt.

Positive Verstärkung ist eine weitere wirksame Strategie. Feiere kleine Erfolge und erkenne die Anstrengungen an, die du unternimmst, um die ADHS-Symptome in den Griff zu bekommen. Positives Feedback kann dein Selbstwertgefühl stärken und dich dazu motivieren, dich weiter zu verbessern.

Wenn du deine Familie über ADHS aufklärst, Empathieübungen durchführst, gesunde Grenzen setzt und unterstützende Strategien umsetzt, kannst du zu Hause ein verständnisvolleres und unterstützenderes Umfeld schaffen. Diese Bemühungen können zu besseren Beziehungen, besserer Kommunikation und einem harmonischeren Familienleben führen.

4.4 Die Pflege deines sozialen Umfelds

Für viele Menschen mit ADHS kann das Knüpfen und Pflegen von Freundschaften ein Balanceakt sein, doch mit den richtigen Strategien ist es durchaus möglich. Vergesslichkeit kann manchmal zu Herausforderungen führen, z.B. wenn du versehentlich ein Treffen verpasst oder vergisst, einen Anruf zu erwidern.

Dadurch entstehen zwar manchmal Missverständnisse, aber einfache Hilfsmittel wie das Einstellen von Erinnerungen oder die Verwendung von Apps, um organisiert zu bleiben, können dir helfen, deine Verpflichtungen einzuhalten und deinen Freunden zu zeigen, wie sehr du sie schätzt. Inkonsistente Kommunikationsmuster können ebenfalls ein Hindernis darstellen. Möglicherweise erlebst du Phasen der Hyperfokussierung, in denen Gespräche mühelos fließen, gefolgt von ruhigeren Zeiten, in denen du Abstand brauchst. Wenn du mit deinen Freunden offen über diese Muster sprichst, kannst du das Verständnis fördern und mögliche Verwirrung verringern.

Wenn du diese Dynamiken erkennst und proaktiv ansprichst, kannst du sinnvolle, dauerhafte Beziehungen aufbauen und gleichzeitig die einzigartigen Qualitäten nutzen, die dich zu einem guten Freund machen.

Sprich offen über deine Probleme

Um mit diesen Herausforderungen umzugehen, ist es wichtig, deinen Freunden deine Bedürfnisse und Einschränkungen mitzuteilen. Beginne damit, ein offenes Gespräch über deine ADHS zu führen - erkläre, dass deine Vergesslichkeit und deine Kommunikationslücken nicht deine Gefühle ihnen gegenüber widerspiegeln, sondern vielmehr Symptome deiner Krankheit sind.

Wenn du offen sagst, womit du zu kämpfen hast, fördert das Verständnis und Geduld. Wenn du um etwas mehr Nachsicht bittest, kannst du deinem Gegenüber zeigen, dass du vielleicht sanfte Gedächtnisstützen brauchst, während du an der Verbesserung dieser Bereiche arbeitest.

Dieser direkte Ansatz kann helfen, realistische Erwartungen zu setzen und Missverständnisse zu vermeiden. Es ist auch hilfreich, konkrete Möglichkeiten zur Unterstützung zu besprechen, z.B. durch eine SMS-Erinnerung vor einem geplanten Treffen.

Bleibe mit deinen Freunden in Kontakt

Mit Freunden in Kontakt zu bleiben, erfordert bewusste Anstrengung, besonders wenn ADHS im Spiel ist. Regelmäßig geplante Treffen können ein Lebensretter sein. Du kannst jede Woche oder jeden Monat einen Termin festlegen, an dem du dich mit deinen Freunden triffst, sei es auf einen Kaffee, für ein Telefonat oder einen Video-Chat. Mit dieser Routine kannst du sicherstellen, dass du diese Verbindungen aufrechterhalten kannst, ohne dich ausschließlich auf spontane Interaktionen zu verlassen.

Die Nutzung von sozialen Medien und Messaging-Apps kann ebenfalls helfen, die Lücken zu schließen. Plattformen wie Facebook, Instagram oder WhatsApp ermöglichen es dir, über das Leben deiner Freunde auf dem Laufenden zu bleiben und schnelle Nachrichten zu senden, um dich zu melden. Diese Tools können es einfacher machen, die Kommunikation aufrechtzuerhalten, selbst in arbeitsreichen oder überwältigenden Zeiten.

Gemeinsam Erfahrungen teilen

Die Stärkung von Freundschaften geht über das bloße In-Kontakt-Bleiben hinaus. Gemeinsame Aktivitäten und Interessen können tiefere Bindungen schaffen. Findet gemeinsame Hobbys oder Interessen, die ihr zusammen ausüben könnt, wie Wandern, Kochen oder Brettspiele spielen.

Diese gemeinsamen Erlebnisse schaffen bleibende Erinnerungen und bilden ein Fundament für eure Freundschaft.

Auch durchdachte Gesten und kleine Überraschungen können deinen Freunden zeigen, dass du sie magst. Einfache Handlungen wie das Versenden eines lustigen Memes, das Vorbeibringen ihres Lieblingssnacks oder das Schreiben einer aufrichtigen Nachricht können ihnen das Gefühl geben, geschätzt und geliebt zu werden. Diese Gesten müssen nicht groß oder teuer sein; es ist der Gedanke, der zählt.

Offene und ehrliche Kommunikation ist das Fundament jeder starken Freundschaft. Achte darauf, dass du deinen Freunden regelmäßig deine Gedanken und Gefühle mitteilst. Wenn du mit etwas zu kämpfen hast, *lasse es sie wissen*. Wenn du dankbar für ihre Unterstützung bist, *drücke es aus*. Diese Transparenz schafft Vertrauen und vertieft eure Beziehung. Ermutige auch deine Freunde, dir ihre Gefühle und Sorgen mitzuteilen - schaffe einen sicheren Raum, in dem sie ihre Gedanken äußern können, ohne ein Urteil befürchten zu müssen. Diese gegenseitige Offenheit kann eure Freundschaft stärken und eine unterstützende und verständnisvolle Beziehung schaffen.

Freundschaften mit ADHS zu meistern, bedeutet, die Herausforderungen zu erkennen, die eigenen Bedürfnisse zu kommunizieren, in Kontakt zu bleiben und sich zu bemühen, die Bindungen zu stärken. Vergesslichkeit und inkonsistente Kommunikationsmuster können Freundschaften belasten, aber ehrliche Gespräche über ADHS können Verständnis und Geduld fördern.

Regelmäßige Treffen, die Nutzung von sozialen Medien und Messaging-Apps, gemeinsame Aktivitäten, aufmerksame

Gesten und eine offene Kommunikation können dir helfen, deine Freundschaften zu pflegen und zu stärken. Wenn du bewusst und proaktiv vorgehst, kannst du dauerhafte und bedeutungsvolle Verbindungen zu deinen Freunden aufbauen.

4.5 Tipps zur Reduzierung sozialer Ängste

Viele Erwachsene mit ADHS leiden unter sozialen Ängsten, aber es gibt Möglichkeiten, diese Herausforderungen zu meistern und Selbstvertrauen in sozialen Situationen aufzubauen. Die Angst vor Verurteilung und Ablehnung kann sich manchmal überwältigend anfühlen und zu der Sorge führen, das Falsche zu sagen oder missverstanden zu werden.

Wenn du dich jedoch auf deine Stärken konzentrierst, wie z.B. deine Kreativität und deine Fähigkeit, schnell zu denken, kannst du soziale Situationen mit einer positiveren Einstellung angehen.

In geschäftigen Umgebungen kann Reizüberflutung ein häufiges Problem sein, da Lärm, Bewegung und Menschenmassen überwältigend wirken können. Um damit umzugehen, kannst du dir Strategien überlegen, wie zum Beispiel ruhigere Räume für Gespräche zu finden, Achtsamkeitstechniken anzuwenden, um geerdet zu bleiben, oder Grenzen zu setzen, um eine Reizüberflutung zu vermeiden.

Indem du deine Bedürfnisse erkennst und Werkzeuge einsetzt, die dich unterstützen, kannst du deine sozialen Erfahrungen angenehmer gestalten und dich authentisch mit anderen verbinden.

Mental vorbereiten

Mentale Vorbereitung kann einen großen Unterschied machen, wenn es darum geht, sich in sozialen Situationen zurechtzufinden. Das Üben von Gesprächseinstiegen kann dir helfen, dich sicherer zu fühlen und auf etwas zurückzugreifen zu können, wenn du nicht weiterkommst. Du kannst verschiedene Themen ansprechen, wie z. B. aktuelle Filme, Bücher oder Hobbys.

Visualisierung

Sich erfolgreiche Interaktionen vorzustellen, ist eine weitere effektive Technik. Bevor du zu einer Veranstaltung gehst, nimm dir ein paar Minuten Zeit, um dir vorzustellen, wie du positive Gespräche führst und dich amüsierst. Diese mentale Übung kann Ängste abbauen und dein Selbstvertrauen stärken.

Es kann auch hilfreich sein, sich ein Zeitlimit für gesellschaftliche Veranstaltungen zu setzen. Entscheide im Voraus, wie lange du bleiben wirst. Wenn du weißt, dass du einen Ausstiegsplan hast, kann sich die Situation kontrollierbarer und weniger überwältigend anfühlen.

Atme und erde dich selbst

Vor allem bei sozialen Interaktionen können Bewältigungsstrategien helfen, mit der Angst umzugehen. Wenn du anfängst, dich ängstlich zu fühlen, versuche durch langsame, tiefe Atemzüge deinen Geist und Körper zu beruhigen.

Erdungstechniken wie die 5-4-3-2-1-Methode sind eine großartige Methode, um dich im gegenwärtigen Moment zu verankern, indem du fünf Dinge identifizierst, die du sehen kannst, vier Dinge, die du berühren kannst, drei Dinge, die du hören kannst, zwei Dinge, die du riechen kannst, und ein Ding, das du schmecken kannst.

Einen Buddy finden

Auch das Buddy-System funktioniert gut: Einen Freund mitzubringen, der dich unterstützt, kann dir ein Gefühl der Sicherheit geben. Jemanden, dem du vertraust, an deiner Seite zu haben, kann soziale Situationen weniger einschüchternd und angenehmer machen.

Reflexionsjournal

Nach einem gesellschaftlichen Ereignis oder einer Interaktion kann die anschließende Reflexion helfen, aus jeder Erfahrung zu lernen und zu wachsen. Dies kannst du tun, indem du das Erlebnis in einem Tagebuch festhältst. Das ist eine großartige Möglichkeit, deine Gedanken und Gefühle zu verarbeiten. Schreibe auf, was gut lief und was du als Herausforderung empfunden hast.

Wenn du darüber nachdenkst, kannst du wertvolle Erkenntnisse für zukünftige Interaktionen gewinnen, indem du dich mehr auf die positiven Aspekte konzentrierst, anstatt dich mit dem zu beschäftigen, was deiner Meinung nach schiefgelaufen ist. Konzentriere dich mehr auf die Momente, die du genossen hast, und auf die Verbindungen, die du geknüpft hast. Plane dann auf der Grundlage deiner Überlegungen Verbesserungen für die Zukunft und überlege, was du beim nächsten Mal anders machen kannst, um dich wohler und sicherer zu fühlen. Um mit ADHS und sozialen Ängsten in sozialen Situationen zurechtzukommen, musst du verstehen, wie sich diese Krankheiten auf dich auswirken und dich entsprechend vorbereiten.

Die Angst vor Verurteilung und Reizüberflutung kann soziale Interaktionen zu einer Herausforderung machen, aber das Üben von Gesprächseinstiegen, das Visualisieren von Erfolg und das Setzen von Zeitlimits können dir helfen, dich besser vorbereitet zu fühlen. Während der Interaktion können Bewältigungsstrategien wie tiefes Atmen, Erdungstechniken und das Mitbringen einer unterstützenden Freundin/eines unterstützenden Freundes helfen, Ängste zu bewältigen.

Wenn du deine Erfahrungen in einem Tagebuch festhältst, dich auf das Positive konzentrierst und Verbesserungen planst, wirst du dich in sozialen Situationen wohler und sicherer fühlen. Wenn du diese Techniken anwendest, kannst du soziale Interaktionen mehr genießen und sinnvolle Beziehungen aufbauen.

4.6 Beziehungen am Arbeitsplatz

In einem Geschäftsumfeld können das schnelle Tempo und die Notwendigkeit einer klaren Kommunikation eine einzigartige Kombination aus Hürden und Chancen für Wachstum und Verbindung darstellen.

Manchmal fällt es dir vielleicht schwer, bei Meetings oder Gesprächen aufmerksam zu bleiben, was dazu führen kann, dass du Details übersiehst. Durch den Einsatz von Tools wie Notizen, Erinnerungen oder der Bitte um Klärung bei Bedarf, kannst du Missverständnisse minimieren und die Zusammenarbeit verbessern. Dein Enthusiasmus und dein kreatives Denken können in Teamprojekten wertvolle Vorteile bringen. Wichtig ist jedoch, Systeme zu finden, die dir helfen, Termine und Anforderungen im Blick zu behalten. Vertrauen zu Kollegen und Vorgesetzten lässt sich durch konsequente

Kommunikation und konsequentes Umsetzen von Aufgaben aufbauen.

Wenn du dich auf deine Stärken konzentrierst und dir bei Bedarf Unterstützung holst, kannst du positive und produktive Beziehungen am Arbeitsplatz pflegen und ein Umfeld schaffen, in dem du und dein Team gemeinsam erfolgreich sind.

Effektive und proaktive Kommunikation

Wie bei den anderen Beziehungen, die wir besprochen haben, ist eine effektive Kommunikation entscheidend, um diese Herausforderungen zu meistern - allerdings mit zusätzlicher Proaktivität. In der Kommunikation am Arbeitsplatz kann Klarheit und Prägnanz einen erheblichen Unterschied machen.

Wenn du E-Mails schreibst, komme direkt auf den Punkt und vermeide unnötige Details. Verwende Aufzählungspunkte, um komplexe Informationen aufzuschlüsseln, damit sie sowohl für dich als auch für den Empfänger leichter zu verstehen und zu beantworten sind. Regelmäßige Status-Updates können ebenfalls dazu beitragen, dass alle auf dem gleichen Stand sind; schicke kurze Updates über deine Fortschritte, auch wenn es nicht viel zu berichten gibt. Diese proaktive Kommunikation zeigt dein Engagement, hält deine Kollegen auf dem Laufenden und verringert das Risiko von Missverständnissen.

Einzelgespräche können besonders effektiv sein, wenn es darum geht, Probleme anzusprechen und Erwartungen zu klären. Diese Treffen bieten eine konzentrierte Umgebung, in der du Aufgaben besprechen und Feedback erhalten kannst, ohne von einer Gruppe abgelenkt zu werden.

Vernetzung und Unterstützungssysteme

Zum Aufbau starker beruflicher Beziehungen gehört mehr als nur effektive Kommunikation - die Vernetzung am Arbeitsplatz kann Türen zu neuen Möglichkeiten öffnen und ein Unterstützungssystem schaffen. Die Teilnahme an Firmenveranstaltungen, die Mitarbeit in Ausschüssen oder die Teilnahme an Gruppenprojekten, um neue Leute kennenzulernen und Kontakte zu knüpfen, kann dir helfen, die Kultur am Arbeitsplatz besser zu verstehen und dich besser zu integrieren.

Die aktive Teilnahme an teambildenden Aktivitäten ist eine weitere gute Möglichkeit, Beziehungen zu stärken. Solche Aktivitäten bieten ein entspanntes Umfeld, in dem du dich mit deinen Kolleginnen und Kollegen auch außerhalb der Arbeit austauschen kannst, und fördern das Gefühl von Kameradschaft und Vertrauen.

Abgesehen von deinen Kolleginnen und Kollegen kann auch die Suche nach einem Mentor von großem Nutzen sein. Finde jemanden an deinem Arbeitsplatz, dem du vertraust und den du bewunderst, und frage ihn, ob er bereit wäre, dich zu betreuen. Eine Mentorin oder ein Mentor kann dir wertvolle Ratschläge und Feedback geben und dir helfen, die Komplexität deines Jobs zu bewältigen.

Anpassungen am Arbeitsplatz

Die Anpassung des Arbeitsplatzes ist ein weiterer Bereich, den du berücksichtigen solltest, um deine Beziehungen und deine allgemeine Arbeitsleistung zu verbessern. Flexible Arbeitszeiten können ein entscheidender Faktor sein, vor allem wenn es dir schwerfällt, dich während der üblichen Arbeitszeiten zu konzentrieren. Sprich mit deinem

Vorgesetzten über eine Anpassung deines Zeitplans. Vielleicht hilft es dir, früher anzufangen oder später zu arbeiten, um produktivere Zeiten zu finden.

Der Einsatz von Organisationstools, die ich im dritten Kapitel erwähnt habe, kann dir helfen, den Überblick über deine Aufgaben zu behalten und Fristen einzuhalten, da diese Tools die kognitive Belastung verringern und es einfacher machen, Aufgaben zu erledigen.

Ein ruhiger Arbeitsplatz ist eine weitere wichtige Maßnahme. Wenn möglich, solltest du einen Arbeitsplatz wählen, der möglichst wenig Ablenkung bietet: Eine ruhigere Umgebung kann dir helfen, dich zu konzentrieren und Aufgaben effizienter zu erledigen.

Wenn du die Dynamik am Arbeitsplatz und die besonderen Herausforderungen, die ADHS mit sich bringt, verstehst, kannst du Strategien entwickeln, um die Kommunikation zu verbessern und stärkere berufliche Beziehungen aufzubauen. Missverständnisse aufgrund von Unaufmerksamkeit und Schwierigkeiten bei der Erledigung von Aufgaben sind keine Seltenheit, aber klare und präzise E-Mails, regelmäßige Status-Updates und persönliche Treffen können diese Probleme abmildern.

Der Aufbau beruflicher Beziehungen durch Networking, teambildende Aktivitäten und die Suche nach Mentoren kann Unterstützung bieten und Türen zu neuen Möglichkeiten öffnen.

Anpassungen am Arbeitsplatz wie flexible Arbeitszeiten, organisatorische Hilfsmittel und ruhige Arbeitsbereiche können deine Produktivität steigern und die Beziehungen zu deinen Kollegen verbessern. Durch die Umsetzung dieser Strategien, kannst du die Komplexität der Beziehungen am Arbeitsplatz effektiver meistern und ein deutlich unterstützenderes, verständnisvolleres und friedlicheres Arbeitsumfeld schaffen.

4.7 Unterstützung nahestehender Personen mit ADHS

Wenn jemand, der dir wichtig ist, ADHS hat, kann deine Unterstützung einen unglaublichen Unterschied in seinem Leben machen. Um ADHS zu verstehen, geht es nicht nur darum, die Krankheit zu erkennen – es geht darum, die Welt durch die Augen der Betroffenen zu sehen und die einzigartigen Herausforderungen anzuerkennen, denen sie täglich gegenüberstehen.

Dieser Abschnitt soll dir helfen, eine stärkere Bindung zu deinen Angehörigen aufzubauen, indem er dir Einblicke und Strategien für eine sinnvolle Unterstützung bietet.

Bilde dich weiter, um Empathie zu entwickeln

Der erste Schritt, um jemanden mit ADHS zu unterstützen, besteht darin, sich zu informieren. Bei ADHS geht es nicht nur darum, abgelenkt oder hyperaktiv zu sein. Es ist eine neurologische Entwicklungsstörung, die sich auf exekutive Funktionen wie Organisation, Zeitmanagement und emotionale Kontrolle auswirkt. Wenn du dich über ADHS informierst, kannst du über oberflächliche Annahmen hinausgehen und besser verstehen, warum dein Angehöriger mit bestimmten Aufgaben Schwierigkeiten hat.

Wenn er z.B. häufig wichtige Termine vergisst oder Gegenstände verlegt, solltest du erkennen, dass das nicht an mangelnder Sorgfalt oder mangelnden Bemühungen liegt. Das liegt daran, wie sein Gehirn Informationen verarbeitet. Die Lektüre von Büchern, die Teilnahme an Workshops oder die Lektüre seriöser ADHS-Ressourcen können dir dabei helfen, Einfühlungsvermögen zu entwickeln und das nötige Rüstzeug für eine sinnvolle Unterstützung zu erhalten.

Emotionale Unterstützung bieten

Emotionale Unterstützung ist das Herzstück einer jeden starken Beziehung, besonders wenn ADHS im Spiel ist. Oft fühlen sich Menschen mit ADHS missverstanden oder für Verhaltensweisen verurteilt, die sie nicht kontrollieren können. Deine Aufgabe ist es, einen sicheren Raum zu schaffen, in dem sie sich gehört und wertgeschätzt fühlen.

- **Übe aktives Zuhören:** Wenn sie von ihren Problemen erzählen, schenkst du ihnen deine volle Aufmerksamkeit. Vermeide es, sie zu unterbrechen oder vorschnell Lösungen anzubieten. Bestätige stattdessen ihre Gefühle mit Sätzen wie: „Das klingt wirklich überwältigend. Wie kann ich helfen?" Durch dieses einfache Zuhören können sie sich bestätigt und unterstützt fühlen.
- **Bestätige ihre Erfahrungen:** Einfühlungsvermögen kann viel bewirken. Aussagen wie „Es ist okay, frustriert zu sein - es ist eine schwierige Situation" zeigen, dass du ihre Gefühle verstehst und akzeptierst, ohne sie zu verurteilen.
- **Ermutigung anbieten:** Kleine Bestätigungen können eine große Wirkung haben. Sätze wie „Du tust dein Bestes, und das reicht" oder „Ich bin stolz darauf, wie hart du

arbeitest" können die nötige Motivation liefern, um weiterzumachen.

Praktische Unterstützung anbieten

Neben emotionaler Ermutigung kann auch praktische Unterstützung die täglichen Herausforderungen erheblich erleichtern. ADHS wirkt sich oft auf die Organisation, das Zeitmanagement und das Durchhalten aus, und kleine Gesten können einen großen Unterschied machen.

- **Hilf bei der Organisation:** Hilf bei der Einrichtung von Hilfsmitteln wie Planern, digitalen Kalendern oder To-Do-Listen, die ihre Routine vereinfachen. Du könntest zum Beispiel einen Kalender farblich kennzeichnen, um Arbeit, private Aufgaben und Entspannung zu trennen.
- **Erinnere sanft daran:** Vergesslichkeit ist ein häufiges ADHS-Symptom. Eine kurze SMS über einen Termin oder ein freundlicher Hinweis, sich auf ein wichtiges Treffen vorzubereiten, kann lebensrettend sein.
- **Arbeitet gemeinsam an Routinen:** Arbeitet gemeinsam an einem ausgewogenen Tagesplan, der Arbeit, Selbstfürsorge und Freizeit beinhaltet. Beständigkeit hilft, die ADHS-Symptome in den Griff zu bekommen und Stress zu reduzieren.

Unabhängigkeit fördern

Deine Unterstützung ist von unschätzbarem Wert, aber es ist auch wichtig, dass du deinen Angehörigen hilfst, Selbstvertrauen und Autonomie aufzubauen. Diese Balance zu finden, erfordert Geduld und schrittweise Schritte.

- **Fördere die Selbstbestimmung:** Ermutige sie, ihre Bedürfnisse zu artikulieren, egal ob es darum geht, um Anpassungen am Arbeitsplatz zu bitten oder eine

Therapie zu machen. Selbstbestimmung ist eine wichtige Fähigkeit, die sie befähigt, ihr Leben selbst in die Hand zu nehmen.

- **Ziehe dich allmählich zurück:** Biete zunächst mehr praktische Hilfe bei den Aufgaben an, aber reduziere deine Beteiligung langsam, wenn sie Vertrauen und Kompetenz gewinnen. Das stärkt ihre Unabhängigkeit, ohne dass sie sich überfordert fühlen.
- **Feiere ihre Siege:** Erkenne und feiere Erfolge, egal wie klein sie sind. Bestätige ihre Bemühungen mit einem einfachen „Tolles Projekt" oder „Ich bin stolz darauf, wie du die Situation gemeistert hast". Diese Momente der Ermutigung bestärken ihre Fortschritte und stärken ihr Selbstwertgefühl.

Sei geduldig und anpassungsfähig

Die Unterstützung von Menschen mit ADHS ist eine Reise, keine einmalige Angelegenheit. Es wird Rückschläge geben, Momente der Frustration und Zeiten, in denen du vielleicht nicht weißt, was du tun sollst. Das ist nicht schlimm.

Denke daran, dass ADHS keine Charakterschwäche ist - es ist eine Krankheit, die Verständnis und Anpassungsfähigkeit erfordert. Wenn ein Ansatz nicht funktioniert, bist du bereit, etwas Anderes auszuprobieren. Deine Bereitschaft, ihnen beizustehen und sich auf ihre Bedürfnisse einzustellen, wird ein Umfeld schaffen, in dem sie sich unterstützt und wertgeschätzt fühlen und in dem sie sich entfalten können.

Indem du dich selbst weiterbildest, emotionale und praktische Unterstützung anbietest und die Unabhängigkeit förderst, kannst du eine stärkere Beziehung aufbauen, in der sich dein Angehöriger verstanden und geschätzt fühlt.

89

Bei der Unterstützung von Menschen mit ADHS geht es nicht darum, sie zu heilen - es geht darum, sie bei der Bewältigung ihrer Herausforderungen zu begleiten und ihre Erfolge zu feiern. Gemeinsam könnt ihr eine Beziehung aufbauen, die auf gegenseitigem Respekt und Wachstum beruht.

Mache mit deiner Bewertung Eindruck
Jemandem auf seiner ADHS-Reise helfen

„Der beste Weg, die Zukunft vorherzusagen, ist, sie zu erschaffen."

- Abraham Lincoln

Indem du deine Gedanken mit anderen teilst, kannst du jemanden inspirieren und unterstützen, der sich mit den komplexen Problemen von ADHS auseinandersetzt.

Mein Ziel mit dem ADHS-Handbuch ist es, allen, die ADHS verstehen und bewältigen wollen, handlungsfähige Werkzeuge und Hoffnung zu geben. Aber ich kann nicht jeden allein erreichen - deine Bewertung macht den Unterschied.

Die meisten Menschen entscheiden anhand von Rezensionen, welches Buch sie lesen. Wenn du eine Rezension hinterlässt, hilfst du anderen, die Chance zu ergreifen, Strategien zu erlernen, die ihr Leben verändern können. Dein Feedback könnte:

- Einem jungen Erwachsenen helfen zu erkennen, dass er mit seinen Problemen nicht allein ist.
- Einen Elternteil ermutigen, sein Kind besser zu verstehen.
- Eine Lehrkraft motivieren, ein integratives Klassenzimmer zu schaffen.
- Jemanden dabei unterstützen, seine ADHS als Stärke zu sehen und nicht als Rückschlag.

Es dauert nur einen Moment, eine Bewertung zu hinterlassen, aber ihre Wirkung kann ein Leben lang anhalten.

Danke, dass du einen Unterschied machst und mehr Menschen hilfst, die Werkzeuge zu entdecken, die sie brauchen, um erfolgreich zu sein.

Mit Dankbarkeit,
Kate Winslow

Kapitel 5

ADHS und
Management von Komorbidität

ADHS existiert nicht isoliert, sondern ist oft mit anderen psychischen Problemen verwoben, was für diejenigen, die mit den Auswirkungen zurechtkommen müssen, eine komplexe Situation schafft. Diese Verflechtung, die als Komorbidität bezeichnet wird, bezieht sich auf das Auftreten mehrerer Erkrankungen neben ADHS, wie zum Beispiel Angstzustände, Depressionen und Stimmungsstörungen.

Diese sich überschneidenden Erkrankungen können die Herausforderungen beim Umgang mit ADHS noch verstärken. Wenn wir diese Zusammenhänge erforschen, können wir Strategien finden, die nicht nur ADHS, sondern auch die psychische Gesundheit im Allgemeinen behandeln und den Betroffenen helfen, trotz der Komplexität erfolgreich zu sein.

5.1 ADHS und Ängste
Du liegst nachts im Bett, starrst an die Decke und denkst an die morgigen Abgabetermine, die zu bezahlenden Rechnungen und das

peinliche Gespräch von vorhin. Deine Brust zieht sich zusammen, dein Herz schlägt wie eine Trommel und plötzlich fühlt es sich an, als würde der Raum enger werden. Du versuchst, tief einzuatmen, aber es ist, als ob du nicht genug Luft bekommst.

Das Überdenken hat sich zu einer *Panikattacke* ausgeweitet.

Für viele Erwachsene mit ADHS sind Ängste ein häufiger Begleiter. Die Verbindung zwischen ADHS und Angstzuständen ist komplex, aber bemerkenswert - beide Erkrankungen haben überlappende Symptome wie Unruhe und Konzentrationsschwierigkeiten, was es schwierig machen kann, zwischen den beiden zu unterscheiden.

Während ADHS in erster Linie eine neurologische Entwicklungsstörung ist, die durch Unaufmerksamkeit, Hyperaktivität und Impulsivität gekennzeichnet ist, äußert sich Angst als übermäßige Sorge, Furcht und Nervosität. Der Stress, der mit der Bewältigung der ADHS-Symptome verbunden ist, kann die Angst verstärken und so einen Teufelskreis schaffen, in dem sich beide Erkrankungen gegenseitig verstärken. Laut einer Studie, die im Journal of Affective Disorders veröffentlicht wurde, leidet mehr als die Hälfte der Erwachsenen mit ADHS auch an Angststörungen, was die häufige Koexistenz dieser Erkrankungen unterstreicht.

Chronische Sorgen und Anspannung sind typische Anzeichen von Angst, können aber durch die Unruhe, die bei ADHS auftritt, überdeckt werden. Vielleicht bist du ständig nervös und machst dir Sorgen über Dinge, die andere scheinbar ignorieren. Oft äußert sich Angst auch körperlich durch Symptome wie Kopf- und Bauchschmerzen und Muskelverspannungen, die recht häufig sind.

Diese Symptome können fälschlicherweise auf andere Ursachen zurückgeführt werden, was die richtige Diagnose und Behandlung verzögert. Achte am besten auf diese Anzeichen und betrachte sie im größeren Zusammenhang mit deiner ADHS-Diagnose.

Umgang mit Angstsymptomen

Die Bewältigung von Ängsten erfordert einen vielschichtigen Ansatz. Ein solcher Ansatz ist die Anwendung kognitiver Verhaltenstherapien (KVT). Diese können besonders effektiv sein, da sie sich auf die Identifizierung und Veränderung negativer Denkmuster konzentrieren, die zu Angstzuständen beitragen.

Positives Selbstgespräch ist eine Methode der kognitiven Verhaltenstherapie (CBT). Wenn du also denkst: „Das schaffe ich nie rechtzeitig", ermutigt dich diese Technik, diesen Gedanken zu hinterfragen und durch einen realistischeren zu ersetzen, z. B. „Ich kann diese Aufgabe in kleinere Schritte aufteilen und sie bewältigen". Dieses Umdenken kann das Angstniveau erheblich senken.

Die progressive Muskelentspannung (PMR) ist eine weitere nützliche Technik, bei der du jede Muskelgruppe in deinem Körper anspannst und dann langsam wieder entspannst, angefangen bei den Zehen bis hin zum Kopf. Diese Methode hilft dabei, körperliche Spannungen abzubauen und fördert ein Gefühl der Ruhe - mit der Zeit wirst du diese Technik auch unbewusst anwenden, wenn sich dein Körper aufgrund von Stress oder Angst anspannt.

Erdungsübungen können in der Regel sofortige Erleichterung verschaffen, wenn die Angst wieder aufflammt.

Eine der effektivsten Techniken ist die 5-4-3-2-1-Methode, die wie folgt aufgebaut ist:

1. 5 Dinge, die du **sehen** kannst
2. 4 Dinge, die du **anfassen** kannst
3. 3 Dinge, die du **hören** kannst
4. 2 Dinge, die du **riechen** kannst
5. 1 Sache, die du **schmecken** kannst

Diese Erdungsübung lenkt deinen Fokus von ängstlichen Gedanken ab und verankert dich im gegenwärtigen Moment.

Diese Methoden können hilfreiche Werkzeuge für deine Angstbewältigung sein und dir helfen, die Kontrolle wiederzuerlangen, wenn dich die Angst zu überwältigen droht.

5.2 ADHS und Depressionen

Bei den meisten Menschen mit ADHS ist die Wahrscheinlichkeit höher, eine Depression zu entwickeln, als bei der Allgemeinbevölkerung, da diese beiden Erkrankungen gleichzeitig auftreten.

Da die Symptome einander sehr ähnlich sind, wird bei manchen Erwachsenen eine Depression erst viel später diagnostiziert, während bei anderen keine ADHS, sondern eine Depression diagnostiziert wird. Diese beiden Symptome gehen Hand in Hand, was es schwierig macht, die richtige Diagnose zu stellen.

Beginnen wir damit, zu verstehen, was eine Depression ist.

Eine Depression ist eine Stimmungsstörung, die sich oft durch lang anhaltende Gefühle der Traurigkeit, Hoffnungslosigkeit und ein gesteigertes Desinteresse an

Aktivitäten bemerkbar macht. Das wirkt sich darauf aus, wie du denkst, fühlst und mit täglichen Aktivitäten umgehst. Es kann auch zu Schlaflosigkeit, frühem Aufwachen trotz langem Schlafen oder sogar zu häufigem Verschlafen führen. Auch der Appetit kann sich verändern, und bei einer Person mit Depression kann es zu leichten bis starken Gewichtsveränderungen kommen. Selbst die einfachsten Aufgaben erscheinen unmöglich.

Als Nächstes wollen wir verstehen, wie chronische ADHS funktioniert, insbesondere *in Verbindung mit* Depressionen, um die Ähnlichkeiten mit Depressionen zu beleuchten.

Chronische ADHS-Symptome können dich aktiv zermürben und zu anhaltenden Gefühlen der Unzulänglichkeit und Frustration führen. Wenn du ständig darum kämpfst, mitzuhalten, verfällst du leicht in ein Muster der Hoffnungslosigkeit. Unbehandelte ADHS kann diese Gefühle noch verschlimmern, da sich die täglichen Kämpfe mit Organisation, Konzentration und Impulsivität zu einem Gefühl der Verzweiflung anhäufen. Die Auswirkungen auf deine Stimmung können tiefgreifend sein, sodass es schwierig wird, Freude an Aktivitäten zu finden, die du einst geliebt hast.

Die Anzeichen einer Depression im Zusammenhang mit ADHS zu erkennen, kann schwierig sein, ist aber äußerst wichtig. Eine scheinbar nicht enden wollende Traurigkeit und ein Verlust des Interesses an Aktivitäten sind wichtige Anzeichen. Du könntest feststellen, dass dir Hobbys, die dir früher Spaß gemacht haben, keine Freude mehr bereiten oder dass deine Motivation, dich mit deinen Lieben zu beschäftigen, nachgelassen hat.

Schwankungen im Appetit und Schlafverhalten sind ebenfalls häufig. Manche Menschen versuchen, mit dem Problem umzugehen, indem sie zu viel essen, während andere ihren Appetit völlig verlieren. Auch der Schlaf kann gestört sein: Du hast vielleicht mit Schlaflosigkeit zu kämpfen oder schläfst übermäßig viel. Solche Veränderungen können subtil und schleichend sein, so dass sie leicht übersehen werden, vor allem, wenn die ADHS-Symptome das tägliche Leben bereits chaotisch machen.

Die Bewältigung von Depressionen in Verbindung mit ADHS erfordert einen vielschichtigen Ansatz - die Einführung einer täglichen Routine kann dir ein Gefühl von Struktur und Vorhersehbarkeit vermitteln, was oft beruhigend ist, wenn du dich schlecht fühlst. Viele dieser Techniken mögen im Moment schwer umzusetzen sein, aber wichtig ist, dass du es nicht nur versucht hast, sondern dass du diese Ansätze *auch umgesetzt hast*.

Tue dein Bestes, um jeden Tag zur gleichen Zeit aufzuwachen und ins Bett zu gehen, und plane Aktivitäten ein, die dein körperliches und geistiges Wohlbefinden fördern. Regelmäßige körperliche Aktivitäten, wie leichte oder schwere Übungen, sind eine wirksame Strategie, um die Stimmung zu verbessern, indem sie Endorphine freisetzen - die natürlichen Wohlfühlchemikalien des Körpers.

Selbst ein kurzer Spaziergang kann einen Unterschied machen. Es ist auch wichtig, sich kleine, erreichbare Ziele zu setzen und sich bewusst zu machen, dass sich kleine Aufgaben überwältigend anfühlen können. Mache dir die Chunking-Methode zunutze: Unterteile deinen Tag in überschaubare Abschnitte und belohne die erledigten Aufgaben, indem du sie feierst. Das kann dir helfen, Schwung zu holen und die Trägheit zu bekämpfen, die oft mit Depressionen einhergeht. Das geht nicht von heute auf morgen, aber es ist ein guter Anfang.

Genauso wichtig ist es zu wissen, wann du dir professionelle Hilfe suchen solltest. Wenn du anhaltende Symptome feststellst, ist es an der Zeit, einen Arzt aufzusuchen. Dazu gehören chronische Traurigkeit, mangelndes Interesse am Leben oder deutliche Veränderungen bei Schlaf und Appetit.

Gedanken an Selbstverletzung oder Selbstmord sind besonders dringlich und erfordern sofortige Aufmerksamkeit. Professionelle Hilfe kann es in verschiedenen Formen geben. Eine Therapie, wie z.B. CBT, hat sich für viele Menschen als wirksam erwiesen. Ein Therapeut kann dir helfen, Bewältigungsstrategien zu entwickeln, die auf deine speziellen Bedürfnisse zugeschnitten sind.

ADHS und Depressionen unter einen Hut zu bringen, ist ein schwieriger Prozess, aber mit den richtigen Strategien und der richtigen Unterstützung lässt er sich bewältigen. Es ist wichtig zu wissen, wann du einen Fachmann um Hilfe bitten solltest und welche Behandlungsmöglichkeiten du hast, um mit beiden Problemen effektiv umzugehen.

5.3 ADHS und Autismus

ADHS und Autismus sind nicht dasselbe, auch wenn beide manchmal ähnliche Merkmale aufweisen und bei manchen Menschen sogar zusammen auftreten können. Aber beide unterscheiden sich ihrer Funktionsweise.

Während Menschen mit ADHS meist Schwierigkeiten haben, sich auf eine Sache zu konzentrieren oder sich sogar impulsiv zu verhalten, haben Menschen mit ASS (Autismus-Spektrum-Störung) ein breiteres Spektrum an Entwicklungsproblemen, zu denen auch die Kommunikation und die soziale Interaktion gehören.

Menschen mit ASS zeigen zudem eingeschränktere oder repetitivere Verhaltensweisen – sie bevorzugen zudem Routinen. Trotz ihrer Unterschiede gibt es Ähnlichkeiten zwischen diesen beiden neurodivergenten Erkrankungen, was die Diagnose und Behandlung komplex machen kann.

Komplexes Zusammentreffen von ADHS und ASS

Die kombinierten Symptome können die Schwierigkeiten verstärken, wenn ADHS und ASS bei einer Person gleichzeitig vorhanden sind.

- **Schwierigkeiten bei den exekutiven Funktionen:** Sowohl ADHS- als auch ASS-Betroffene können Schwierigkeiten haben, ihre exekutiven Funktionen wie Planung, Organisation und Zeitmanagement richtig zu steuern.
- **Aufmerksamkeitsschwierigkeiten:** Schwierigkeiten, die Aufmerksamkeit aufrechtzuerhalten und sich zu konzentrieren, können bei beiden Erkrankungen auftreten, auch wenn die Gründe dafür unterschiedlich sein können.
- **Sensorische Empfindlichkeiten:** Beide können eine erhöhte Empfindlichkeit für Sinnesreize wie Geräusche, Licht, Texturen und Gerüche haben.
- **Soziale Interaktionsschwierigkeiten:** Herausforderungen in der sozialen Interaktion, wie z. B. das Verstehen sozialer Signale oder der Aufbau und die Pflege von Beziehungen, können bei beiden auftreten.
- **Emotionsregulierung:** Bei beiden Erkrankungen kann es zu Schwierigkeiten bei der Steuerung von Emotionen

kommen, die zu verstärkten Reaktionen oder Ausbrüchen führen.

- **Routine und Struktur:** Eine Vorliebe für Routine und Struktur kann bei beiden beobachtet werden, obwohl sie bei ASS tendenziell ausgeprägter und starrer ist.

Insgesamt erfordert das gleichzeitige Auftreten von ADHS und ASS einen besser abgestimmten und umfassenderen Ansatz für die Unterstützung und Intervention, da das Zusammenspiel dieser Erkrankungen das tägliche Funktionieren und die Lebensqualität stark beeinflussen kann.

Forschung über die Überschneidung von ADHS und ASS

Glücklicherweise gibt es neue Forschungsergebnisse, die ein neues Licht auf die Überschneidungen und Unterschiede zwischen ADHS und ASS werfen und eine neue Perspektive auf diese neurologischen Entwicklungsstörungen bieten. Die Studie mit dem Titel „*Unraveling the Spectrum: Overlap, Distinctions, and Nuances of ADHD and ASD in Children*" (*Überschneidungen, Unterschiede und Nuancen von ADHS und ASS bei Kindern*) untersucht die klinische Präsentation von Ähnlichkeiten und Unterschieden bei ADHS und ASS und konzentriert sich dabei auf Defizite in der exekutiven Funktion, der sozialen Funktion und der emotionalen Intelligenz.

Die Studie zeigt, dass sowohl ADHS als auch ASS Defizite in diesen Bereichen verschlimmern, was eine diagnostische Herausforderung darstellt. Betroffene zeigen oft ähnliche Verhaltensweisen und haben Schwierigkeiten, sich in ihrem Umfeld zurechtzufinden. Die Studie unterstreicht, wie wichtig es ist, Diagnosemethoden und Behandlungen zu verfeinern, um die Ergebnisse für die Betroffenen zu verbessern.

101

5.4 ADHS und sensorische Verarbeitung

Unter sensorischer Verarbeitung versteht man die Fähigkeit des Gehirns, sensorische Informationen wie Geräusche, Bilder, Gerüche, Texturen und Bewegungen zu interpretieren und darauf zu reagieren.

Bei etwa 60-69% der Menschen mit ADHS - oder anderen neurologischen oder psychologischen Erkrankungen, unabhängig davon, ob sie *mit oder ohne* Autismus auftreten - kann dieser Prozess manchmal verstärkt oder verändert sein, was entweder zu sensorischen Empfindlichkeiten oder sensorischem Suchverhalten führt.

SPD und sensorische Empfindlichkeiten

Eine sensorische Verarbeitungsstörung (SPD) tritt häufig bei Erkrankungen wie ASS und ADHS auf. Sie umfasst eine Reihe von Problemen bei der sensorischen Verarbeitung, bei denen das Gehirn Schwierigkeiten hat, sensorische Reize zu empfangen und darauf zu reagieren, einschließlich Über- und Unterempfindlichkeit.

Da sich diese Störung mit ADHS überschneiden kann, ist es schwierig, sie zu unterscheiden und zu diagnostizieren. Sensorische Sensibilität hingegen ist eine Komponente anderer Erkrankungen, *einschließlich* SPD, und bezieht sich eher auf eine erhöhte Wahrnehmung oder Reaktionsfähigkeit auf bestimmte Reize.

Sensorisches Suchverhalten

Wenn ein Bedürfnis nach zusätzlichen Sinneseindrücken besteht, kann man danach suchen, indem man sich bewegt und bestimmte Gegenstände berührt, um sich ausgeglichen oder konzentriert zu fühlen. Dieses Verhalten ist häufig bei

Menschen mit ADHS zu beobachten und kann folgende Handlungen beinhalten:

- **Herumzappeln**: Klopfen, mit den Beinen wippen oder mit kleinen Gegenständen spielen.
- **Texturen erforschen**: Berühren von weichen Stoffen, rauen Oberflächen oder anderen taktilen Erfahrungen.
- **Bewegungsdrang**: Auf und ab gehen, mit den Armen schwingen, hüpfen oder energiegeladene Aktivitäten ausführen.

Ohne das richtige Verständnis und den richtigen Umgang damit können diese sensorischen Suchverhaltensweisen überwältigend und störend werden. Es ist besser, diese Bedürfnisse zu erkennen und zu berücksichtigen, um *das Gleichgewicht zu halten*, *sich ausgeglichen zu fühlen*, und zu verhindern, dass sie sich negativ auf das tägliche Leben auswirken.

Reizüberflutung

Wenn man einer Umgebung mit übermäßigem Sinneseindruck ausgesetzt ist, kann das Gehirn überfordert sein, was zu einer Reizüberflutung führt.

Diese neurologische Erkrankung kann die Fähigkeit eines Menschen, effektiv zu funktionieren und Informationen zu verarbeiten, erheblich beeinträchtigen und ist oft mit bestimmten Umgebungen und Reizen verbunden, die unerträglich werden können. Der Schweregrad der Symptome bestimmt, wie empfindlich und verletzlich deine Sinne werden können.

Leider kann es vorkommen, dass Menschen, die mit einer gleichzeitigen Reizüberflutung konfrontiert sind, erstarren oder „feststecken" (d.h. sie schalten ab oder sind unkonzentriert), weil das Gehirn nicht mehr priorisieren kann, auf welche Sinnesinformationen es sich konzentrieren muss. Es gibt verschiedene äußere Reize, die eine Reizüberflutung auslösen können, wobei die häufigsten Auslöser diejenigen sind, die deine Sinne verstärken und leicht überwältigen können.

Hier sind einige der häufigsten Auslöser und ihre üblichen Quellen:

- **Laute Geräusche**: überfüllte Räume, Alarme, extrem laute Musik oder sich überschneidende Gespräche.
- **Helles Licht**: Leuchtstoffröhren, Sonnenlicht, mehrere Autoscheinwerfer bei Nacht oder grelles Licht auf dem Bildschirm.
- **Überfüllte Umgebungen**: Belebte Einkaufszentren, enge öffentliche Verkehrsmittel, Schulgelände oder gesellschaftliche Zusammenkünfte.

Sobald eine Person mit ADHS bestimmten Auslösern ausgesetzt ist und eine Reizüberflutung erfährt, können verschiedene Symptome auftreten, die oft dazu führen, dass sie entweder erstarrt oder in schweren Fällen einen Zusammenbruch erleidet.

Die Symptome sind zwar unterschiedlich, aber sie umfassen häufig:

- **Körperliche Symptome**: Kopfschmerzen, Verspannungen oder Herzrasen.
- **Emotionale Reaktionen**: Angst, Gereiztheit oder das Gefühl, überwältigt zu sein.

- **Kognitive Schwierigkeiten**: Schwierigkeiten, sich zu konzentrieren, abzuschalten oder der Situation zu entkommen.

Wenn diese Symptome nicht behandelt werden, können sie sich verstärken, wenn du oder die Person, die bei dir ist, solchen äußeren Reizen ausgesetzt ist - was zu noch extremeren Episoden führt.

Wenn du merkst, dass du oder eine dir nahestehende Person unter einer Reizüberflutung zu leiden scheint, ist es wichtig, Folgendes zu tun:

- **Finde einen ruhigen Ort**: Gehe in eine ruhigere, weniger anregende Umgebung, um die Intensität der Sinneseindrücke zu reduzieren.
- **Tiefes Atmen**: Atme langsam und tief ein, um dein Nervensystem zu beruhigen.
- **Erdungstechniken**: Mache Übungen zur Erdung, z.B. indem du dich auf die körperlichen Empfindungen konzentrierst, wenn du einen strukturierten Gegenstand berührst, rückwärts zählst oder deine Umgebung detailliert beschreibst.
- **Schließe deine Augen**: Vorübergehendes Schließen der Augen kann helfen, den visuellen Input zu reduzieren und deinem Gehirn eine Pause zu gönnen.
- **Verwende Kopfhörer mit Geräuschunterdrückung**: Wenn du empfindlich auf Geräusche reagierst, können Kopfhörer mit Geräuschunterdrückung helfen, überwältigende Geräusche auszublenden.
- **Gewichtssdecke oder -weste**: Eine Gewichtssdecke oder -weste kann einen wohltuenden Druck ausüben und deinen Körper beruhigen.

Positive Ausgangspunkte für die Suche nach Sinneseindrücken

Wenn du deine sensorischen Neigungen auf konstruktive Art und Weise nutzt, kannst du dich besser konzentrieren und Frustration abbauen.

Ziehe diese Aktivitäten in Betracht:

- **Zappelspielzeug:** Gegenstände wie Stressbälle, Spinner oder Knete stimulieren die Sinne, ohne zu stören.
- **Sensorische Eimer:** Fülle einen Behälter mit Sand, Reis oder kleinen Gegenständen, um die Texturen zu erkunden und den Geist zu beruhigen.
- **Körperliche Betätigung:** Aktivitäten wie Yoga, Trampolinspringen oder Laufen können das Bedürfnis nach Bewegung erfüllen und gleichzeitig das allgemeine Wohlbefinden steigern.

Wenn du die sensorische Verarbeitung bei ADHS verstehst, kannst du Strategien entwickeln, um sowohl sensorische Empfindlichkeiten als auch sensorische Verhaltensweisen zu steuern.

Kapitel 6

Emotionale Widerstandsfähigkeit und Selbstmanagement

Das Leben mit ADHS bringt eine Reihe von Herausforderungen mit sich, vom Kampf gegen Aufschieberitis bis hin zum Umgang mit emotionaler Überforderung. Diese Hürden sind zwar groß, aber nicht unüberwindbar. Mit den richtigen Bewältigungsmechanismen kannst du diese Herausforderungen in Chancen für Wachstum und Selbstentdeckung umwandeln.

In diesem Kapitel geht es um umsetzbare Strategien, die dich auf deinem Weg mit ADHS unterstützen. Von der Schaffung strukturierter Routinen bis hin zu Achtsamkeitsübungen und der Suche nach externer Unterstützung erfährst du, wie du dir Gewohnheiten aneignest, die deine Konzentration, dein Selbstvertrauen und deine Widerstandsfähigkeit fördern.

Deine individuellen Bedürfnisse zu verstehen und diese Strategien auf deinen Lebensstil zuzuschneiden, ist der Schlüssel zu einer besseren Lebensqualität und deiner emotionalen Belastbarkeit.

Indem du dich mit personalisierten Werkzeugen und Ansätzen ausstattest, wirst du nicht nur die Symptome von ADHS in den Griff bekommen, sondern auch dein gesamtes Wohlbefinden steigern und dein volles Potenzial entfalten.

6.1 Bewältigungsmechanismen

Bewältigungsmechanismen sind die Strategien, die du einsetzt, um dich an Stress, Emotionen oder schwierige Situationen anzupassen. Für Menschen mit ADHS können diese dabei helfen, häufige Herausforderungen wie Aufschieberitis, Impulsivität und emotionale Überforderung zu bewältigen.

Wenn sie richtig eingesetzt werden, können effektive Bewältigungsmechanismen Klarheit in chaotische Situationen bringen, die Konzentration verbessern und das Selbstvertrauen stärken. *Die falschen* Gewohnheiten, auch wenn sie sich im Moment beruhigend anfühlen, können solche Herausforderungen mit der Zeit verschlimmern. Deshalb ist es wichtig, die richtigen Strategien zu kennen und auszuwählen.

Negative Bewältigungsstrategien

Zunächst ist es bei der Bewältigung einer schwierigen Emotion oder Episode wichtig zu wissen, wann ungesunde Bewältigungsmechanismen erkannt und vermieden werden müssen. Auch diese ungesunden Bewältigungsstrategien können zwar vorübergehende Linderung verschaffen, führen aber oft zu langfristigen Schäden oder Missbrauch bei sich selbst oder sogar anderen.

Einige dieser schädlichen Bewältigungsstrategien sind:

- **Vermeidungsverhalten**: Prokrastination ist eine häufige Herausforderung für Menschen mit ADHS, und führt oft zu erhöhter Angst, wenn einzuhaltende Fristen näher rücken. Vermeidung kann einen Teufelskreis schaffen, der Aufgaben mit der Zeit noch entmutigender erscheinen lässt.

- **Selbstmedikation**: Substanzen wie Koffein, Alkohol oder sogar Freizeitdrogen scheinen zwar schnelle Lösungen zur Steigerung der Konzentration oder Entspannung zu sein, doch oft haben sie negative Folgen, verschlimmern die Symptome und führen zu einer Abhängigkeit.
- **Überarbeitung**: Viele Erwachsene mit ADHS tappen in die Falle, zu viel zu arbeiten, um vermeintliche Defizite auszugleichen. Das mag sich anfangs produktiv anfühlen, kann aber zu Burnout, Erschöpfung und einer Verschlechterung der körperlichen und geistigen Gesundheit führen.

Positive Bewältigungsstrategien

Als Nächstes zeigen wir dir gesunde Bewältigungsmechanismen auf, mit denen du die ADHS-Symptome in den Griff bekommst und ein ausgeglicheneres Leben führen kannst.

Hier sind einige bewährte Strategien:

- **Routine aufbauen**: Routinen sorgen für Struktur und Vorhersehbarkeit, was für Menschen mit ADHS sehr wichtig ist. Eine beständige Routine hilft, die Entscheidungsmüdigkeit zu verringern und gibt deinem Tag eine klare Richtung.
- **Achtsamkeitsübungen**: Achtsamkeitsübungen können helfen, die rasenden Gedanken zu beruhigen, die oft mit ADHS einhergehen.
- **Körperliche Betätigung**: Bewegung ist ein weiterer gesunder Weg, um ADHS-Symptome in den Griff zu

bekommen. Dabei kannst du Aktivitäten ausüben, die dir Spaß machen, die Endorphine freisetzen, die Stimmung verbessern und den Fokus schärfen.

- **Suche nach Unterstützung**: Du musst mit ADHS nicht allein fertig werden. Eine Therapie, Selbsthilfegruppen oder sogar ein vertrauenswürdiger Freund können dir Mut machen und dir neue Perspektiven aufzeigen. Wenn du mit deinen Familienmitgliedern offen über deine Herausforderungen und Bedürfnisse sprichst, kann das deine Beziehungen stärken und dein Verständnis fördern.

Gesunde Bewältigungsmechanismen entwickeln

Der Weg zu einer effektiven Bewältigung beginnt mit Selbsterkenntnis und dem Willen zu wachsen.

- **Selbsterkenntnis**: Deine Auslöser zu verstehen, ist der erste Schritt, um sie in den Griff zu bekommen. Achte auf Muster - bist du eher nach langen Meetings abgelenkt oder wenn du dich überfordert fühlst? Ein Tagebuch kann dir helfen, diese Auslöser zu erkennen.
- **Strategien personalisieren**: Nicht alle Bewältigungsmechanismen funktionieren für jeden. Experimentiere mit verschiedenen Ansätzen, um herauszufinden, was zu dir passt. Manche mögen zum Beispiel einen festen Zeitplan, während andere eine flexiblere Routine bevorzugen.
- **Resilienz aufbauen**: Das Leben mit ADHS ist voller Höhen und Tiefen, aber Resilienz hilft dir, wieder auf die Beine zu kommen. Feiere kleine Siege und konzentriere dich auf Fortschritte, anstatt perfekte Ergebnisse anzustreben. Indem du Selbstmitgefühl kultivierst, stärkst du deine Fähigkeit, dich anzupassen und zu wachsen, egal wie groß die Herausforderungen sind.

Auf Gruppen zugehen und Erfahrungen austauschen

Suche verstärkt nach Unterstützung. Die Suche nach deiner Community kann etwas schwieriger scheinen, als es sein sollte, aber es gibt mehrere einfache Wege, die du erkunden kannst.

Lokale Selbsthilfegruppen sind ein guter Startpunkt. In diesen Gruppen kannst du dich persönlich austauschen und von anderen lernen. Du kannst dich in Gemeindezentren oder bei örtlichen Gesundheitsorganisationen nach den Terminen dieser Selbsthilfegruppen erkundigen.

Gruppen in sozialen Medien und Online-Foren bieten eine weitere Möglichkeit, Kontakte zu knüpfen. Plattformen wie *Reddit*, *Facebook* und spezielle ADHS-Foren sind voller Aktivität und Unterstützung. Diese virtuellen Gemeinschaften bieten Flexibilität und ermöglichen es dir, dich in deinem eigenen Tempo und mit deinem eigenen Komfort zu engagieren. Die Interaktion mit diesen Communities kann auch etwas angenehmer sein, wenn du es vorziehst, anonym zu bleiben.

ADHS-Organisationen und Interessenvertretungen bieten eine Fülle von Ressourcen und Möglichkeiten, sich mit anderen auszutauschen. Diese Organisationen veranstalten häufig Events, Webinare und Foren, bei denen du Menschen mit ähnlichen Ansichten treffen und von Experten lernen kannst.

6.2 Aufbau von Widerstandsfähigkeit gegen Stress

Mit ADHS zu leben bedeutet oft, sich in einer stressigen Umgebung zurechtzufinden; die Schwierigkeiten bei der Bewältigung der täglichen Pflichten, können dazu führen, dass sich einfache Aufgaben wie monumentale Herausforderungen anfühlen.

Ob du einen wichtigen Termin vergisst oder die Zeit aus den Augen verlierst, diese täglichen Hürden können sich häufen und einen ständigen Unterton von Stress erzeugen - die Empfindlichkeit gegenüber Umweltreizen verstärkt dieses Problem noch - laute Geräusche, helle Lichter oder sogar das Geplapper eines geschäftigen Büros können deine Sinne überwältigen und es schwieriger machen, dich zu konzentrieren und Aufgaben zu erledigen.

Aufgrund dieser erhöhten Sensibilität ist es wichtig, wirksame, auf deine Bedürfnisse zugeschnitte Techniken zur Stressreduzierung zu finden.

Langsam und tief atmen

Eine wirksame Methode, um Stress abzubauen, sind tiefe Atemübungen, die du überall machen kannst und für die du keine spezielle Ausrüstung brauchst. Suche dir einen ruhigen Platz, sitze bequem und atme tief ein und aus, durch die Nase ein und durch den Mund aus. Folge dem Rhythmus deines Atems und erlaube ihm, deinen Herzschlag zu verlangsamen und deinen Geist zu beruhigen. Wenn du kein ruhiges Plätzchen findest oder nicht sitzen kannst, mache dir keine Sorgen - die Atemübungen kannst du auch im Stehen machen, und wenn du Kopfhörer oder Ohrstöpsel hast, um den Lärm zu dämpfen, kannst du dir auch damit einen ruhigen Bereich schaffen.

Reduziere deine Arbeitsbelastung

Eine weitere Technik ist Zeitmanagement und Delegation. Wenn du weißt, wann du Aufgaben delegieren kannst, kannst du dein Arbeitspensum und deinen Stresspegel deutlich reduzieren. Erstelle eine Liste mit deinen täglichen Aufgaben und prüfe, welche Aufgaben du an andere delegieren kannst. Dadurch wirst du nicht nur entlastet, sondern kannst dich auch mehr auf anspruchsvolle Aufgaben konzentrieren, die deine Aufmerksamkeit erfordern.

Kreative Hobbys ausprobieren

Kreative Aktivitäten wie Kunst oder Musik können hervorragend zum Stressabbau dienen. Wenn du dich kreativ betätigst, kann sich dein Geist von Stressfaktoren abwenden und sich auf etwas Erfreuliches und Erfüllendes konzentrieren. Ob du nun malst, ein Instrument spielst oder schreibst - all diese Aktivitäten verschaffen dir eine mentale Pause und helfen dir, mit einem erfrischten Geist und einer neuen Perspektive zu deinen Aufgaben zurückzukehren.

Wenn du diese Techniken in deine tägliche Routine einbaust, kann das einen großen Unterschied bei der Stressbewältigung ausmachen. Der Aufbau von Stressresistenz beinhaltet die Entwicklung einer Wachstumsmentalität, bei der du Herausforderungen nicht als Hindernisse, sondern als Chancen siehst.

Rationale Herangehensweise an Probleme

Die Stärkung der Problemlösungskompetenz ist ein weiterer wichtiger Aspekt beim Aufbau von Resilienz. Wenn du mit einer stressigen Situation konfrontiert bist, zerlege sie in kleinere, überschaubare Teile. Identifiziere die Ursache des Problems und überlege dir mögliche Lösungen. Diese methodische Herangehensweise lässt selbst die größten Probleme überschaubarer erscheinen.

Einen gesünderen Lebensstil leben

Bei ADHS kann es schwierig sein, Selbstfürsorge als tägliche Routine zur langfristigen Stressbewältigung zu betreiben. Langfristig gesehen ist dies jedoch äußerst vorteilhaft, nicht nur für die Stressbewältigung, sondern für deine gesamte Lebensqualität.

Regelmäßige körperliche Aktivität, vor allem mindestens 30 Minuten moderate Bewegung wie Gehen, Radfahren oder Yoga an den meisten Tagen der Woche, setzt Endorphine frei und hält dich aktiv und in Form.

Eine ausgewogene Ernährung ist ebenso wichtig. Mit einer Ernährung, die reich an Obst, Gemüse, magerem Eiweiß und Vollkornprodukten ist, erhältst du die Nährstoffe, die dein Körper für optimale Funktion benötigt. Am besten vermeidest du auch übermäßigen Koffein- und Zuckerkonsum, da diese Stoffe zu Angst und Stress beitragen können. Wenn es dir schwerfällt, einen gesünderen Lebensstil zu etablieren, kannst du in *Kapitel 7* dieses Buches nachlesen, in dem es um *Lebensstiländerungen* geht.

Richtig schlafen

Ausreichend Ruhe und Entspannung sind wichtig für die Stressbewältigung. Achte darauf, dass du jede Nacht etwa 7-9 Stunden Schlaf bekommst. Du kannst eine Schlafenszeit-Routine einrichten, die entspannende Aktivitäten wie Lesen oder ein warmes Bad beinhaltet, denn das signalisiert deinem Körper, dass es Zeit ist, sich zu entspannen und sich auf den Schlaf vorzubereiten. Lege tagsüber kurze Pausen ein, um dich auszuruhen und neue Energie zu tanken.

Selbst eine kurze 5-Minuten-Pause kann dir helfen, den Kopf frei zu bekommen und dich besser zu konzentrieren. Denke daran, dass Selbstfürsorge nicht egoistisch ist, sondern eine Notwendigkeit, um deine geistige und körperliche Gesundheit zu erhalten.

Nimm dir einen Moment Zeit, um diese schnelle Übung zum Stressabbau auszuprobieren. Suche dir einen ruhigen Ort, an dem du nicht gestört wirst. Setze oder lege dich bequem hin. Schließe deine Augen, atme tief durch die Nase ein und zähle dabei bis vier. Halte den Atem an und zähle bis vier, dann atme langsam durch den Mund aus und zähle wieder bis vier. Wiederhole diesen Vorgang fünfmal. Merke, wie sich dein Körper entspannt und dein Geist ruhiger wird. Diese einfache Übung kann besonders nützlich sein, wenn du dich überfordert oder gestresst fühlst.

Wenn es dir schwerfällt abzuschalten (was recht häufig vorkommt), bist du nicht allein. Manchen Menschen mit ADHS fällt es nicht leicht, von den Aktivitäten des Tages in einen erholsamen Zustand zu kommen. Oft kommt es zu unregelmäßigen Schlafmustern, die es schwer machen, einen festen Schlafrhythmus einzuhalten. Vielleicht bist du um Mitternacht hellwach und hast Schwierigkeiten, morgens aus dem Bett zu kommen. Diese Schlafprobleme sind mehr als nur lästig; sie können die ADHS-Symptome verschlimmern und deine allgemeine Gesundheit beeinträchtigen.

Schaffe zunächst eine schlaffreundliche Umgebung, um deine Erholung zu verbessern. Beginne damit, Lärm und Licht in deinem Schlafzimmer zu reduzieren. Verwende Verdunkelungsvorhänge, um das Licht von außen zu begrenzen oder ganz auszublenden, und um störende Geräusche zu unterdrücken, ziehe zum Übertönen störender Geräusche die Verwendung eines Gerätes oder einer App mit weißem Rauschen in Betracht.

Wenn du keine bequeme Bettwäsche hast, besorge dir eine, die deinem persönlichen Geschmack entspricht - weiche Bettwäsche ist ratsam. Als nächstes solltest du in eine Matratze und Kissen investieren, die deine Schlafhaltung und deine Vorlieben unterstützen. Und schließlich solltest du die Temperatur in deinem Schlafzimmer kühl halten (15-19° C), um ein optimales Schlafklima zu schaffen (60-67° F). Diese Veränderungen können deinem Gehirn signalisieren, dass es Zeit ist, zur Ruhe zu kommen und sich auf den Schlaf vorzubereiten.

Dann solltest du eine konsequente Schlafenszeit-Routine einführen, die die Voraussetzungen für einen besseren Schlaf schafft. Es ist sinnvoll, einen regelmäßigen Schlafplan aufzustellen: Gehe ins Bett und versuche, jeden Tag zur gleichen Zeit aufzuwachen, besonders am Wochenende. Das hilft dir, deine innere Uhr zu regulieren und kann dir sogar das Einschlafen erleichtern. Du kannst auch versuchen, vor dem Schlafengehen Entspannungstechniken anzuwenden, um deinem Körper zu signalisieren, dass es Zeit ist, sich zu entspannen.

Es ist wichtig, die Bildschirmzeit vor dem Schlafengehen einzuschränken, da das blaue Licht der Bildschirme die Melatoninproduktion deines Körpers unterbrechen kann; das Ausschalten der elektronischen Geräte etwa eine Stunde vor dem Schlafengehen kann dir helfen, dich auf den Schlaf vorzubereiten. Wenn du diese Schritte befolgst, schaffst du dir ein beruhigendes Ritual vor dem Schlafengehen, das einen nahtlosen Übergang in den Schlaf ermöglicht.

Benutze diese Checkliste, um deine Schlafgewohnheiten zu beurteilen und zu verbessern:

- Reduziere Lärm und Licht in deinem Schlafzimmer.
- Investiere in bequeme Bettwäsche und achte auf eine kühle Raumtemperatur.
- Lege einen regelmäßigen Schlafplan fest und halte dich jeden Tag daran, auch an den Wochenenden.
- Führe vor dem Schlafengehen Entspannungstechniken wie Lesen oder Meditation ein.
- Begrenze die Bildschirmzeit mindestens eine Stunde vor dem Schlafengehen.
- Wenn nichts davon hilft, ist es möglicherweise an der Zeit, im Falle einer Schlafstörung einen Schlafspezialisten aufzusuchen.

Überprüfe diese Checkliste regelmäßig, um sicherzustellen, dass du Gewohnheiten beibehältst, die einen besseren Schlaf fördern.

Wenn du diese Anpassungen vornimmst, kannst du ein günstigeres Umfeld für die Erholung schaffen und die ADHS-Symptome besser in den Griff bekommen.

6.3 Eine positive Grundhaltung entwickeln

Wenn das Leben jemandem mit ADHS einen Strich durch die Rechnung zieht, kann sich das manchmal wie ein ganzer Felsbrocken der Enttäuschung anfühlen.

Resilienz ist jedoch die Fähigkeit, sich von Rückschlägen zu erholen. Das ist eine wichtige Eigenschaft, die du entwickeln solltest, *besonders* wenn du ADHS hast. Da das Leben viele schwierige Herausforderungen mit sich bringen kann, ermöglicht dir eine gut entwickelte Resilienz, trotz schwieriger Hürden eine positive Einstellung zu entwickeln. Es bedeutet, dass du nicht aufgibst, wenn etwas schiefläuft, sondern Wege findest, damit umzugehen und weiterzumachen. Es ist wie ein mentaler Muskel, der jedes Mal stärker wird, wenn er benutzt wird.

Indem du diesen Muskel trainierst und aufbaust, kannst du die Höhen und Tiefen des Lebens meistern, ohne völlig aus der Bahn geworfen zu werden.

Freundliche Selbstgespräche

Die Entwicklung einer widerstandsfähigen Denkweise beginnt damit, dass du positive Selbstgespräche führst. Negative Gedanken können ein ständiger Begleiter sein, besonders wenn man mit ADHS zu tun hat. Du verpasst einen Termin oder vergisst eine wichtige Aufgabe und schon beginnt die Selbstkritik. Anstatt dich zu beschimpfen, solltest du das Drehbuch umdrehen und dich an deine Stärken und vergangenen Erfolge erinnern.

Positive Selbstgespräche können deine Perspektive verändern, so dass sich Rückschläge eher wie vorübergehende Unannehmlichkeiten anfühlen und nicht wie unüberwindbare Hindernisse.

Persönliche Wachstumsmentalität

Eine weitere wirksame Strategie ist die Wachstumsmentalität. Das bedeutet, die Hürden und Herausforderungen des Lebens als Chance zu sehen, um zu

118

lernen und zu wachsen, anstatt sie *nur* als Misserfolge zu betrachten.

Wenn du einen Rückschlag erleidest, *kannst du* dich verletzt fühlen, aber du musst dich fragen, was du aus dieser Erfahrung lernen kannst.

Du kannst dir Zeit geben, um über einen Misserfolg zu trauern, aber dieser Sinneswandel kann Hindernisse in wertvolle Lektionen verwandeln, und nicht in einen Moment, über den du ständig grübelst.

Aus Fehlern lernen

Aus Misserfolgen und Rückschlägen zu lernen, ist die Grundlage für Resilienz. Jeder Rückschlag bietet eine Chance, Einsichten zu gewinnen und sich zu verbessern. Denke darüber nach, was schiefgelaufen ist, aber auch darüber, was richtig gelaufen ist. Erkenne die Faktoren, auf die du Einfluss hast, und die, die außerhalb deines Einflusses liegen.

Diese Reflexion hilft dir, bessere Strategien für die Zukunft zu entwickeln. Ein gutes Beispiel dafür wäre, wenn du einen Termin verpasst hast. Analysiere, *warum* das passiert ist. Lag es an mangelnder Planung oder gab es unvorhergesehene Umstände? Nutze diese Informationen, um dein Vorgehen beim nächsten Mal zu verbessern.

Reflektierende Übungen zur Stärkung der Resilienz

Übungen zum Aufbau von Resilienz können deine Fähigkeit stärken, mit Herausforderungen umzugehen. Über vergangene Herausforderungen und deren Bewältigung zu schreiben, kann unglaublich viel Kraft geben - es erinnert dich an deine

Fähigkeit, mit Schwierigkeiten umzugehen, und stärkt deine Resilienz.

Die Teilnahme an halbaktiven Aktivitäten wie Yoga oder Meditation kann ebenfalls die Widerstandsfähigkeit erhöhen. Durch diese Übungen lernst du, präsent zu bleiben, Stress zu bewältigen und das emotionale Gleichgewicht zu halten. Das Führen eines Dankbarkeitstagebuchs ist eine weitere effektive Übung.

Schreibe jeden Tag ein paar Dinge auf, für die du dankbar bist. So lenkst du deinen Blick von den Problemen auf die positiven Dinge und hast eine positivere Einstellung.

Verbinde dich mit unterstützenden Gleichgesinnten

Unterstützungssysteme, in denen du dich mit Freunden und Familie verbindest, können dir ein Sicherheitsnetz bieten und dir helfen, Resilienz aufzubauen. Diese Beziehungen bieten emotionale Unterstützung, Rat und Ermutigung, wenn du sie am meisten brauchst. Der Beitritt zu Selbsthilfegruppen, entweder persönlich oder online, kann dir helfen, ein Gefühl der Zugehörigkeit und gegenseitigen Empathie zu entwickeln. Die Gewissheit, dass du mit deinen Problemen nicht allein bist, kann sehr beruhigend sein. Eine weitere Möglichkeit ist die Inanspruchnahme einer professionellen Beratung oder eines Coachings - ein Therapeut oder Coach kann dir gezielte Strategien zum Aufbau von Resilienz vermitteln und dir helfen, Herausforderungen besser zu bewältigen.

Positive Selbstgespräche, eine wachstumsorientierte Denkweise und das Lernen aus Rückschlägen sind mächtige Werkzeuge, um die Resilienz zu erhöhen. Andere resilienzfördernde Übungen wie Schreiben, Yoga und das

Führen eines Dankbarkeitstagebuchs können deine Fähigkeit, dich zu erholen, weiter stärken. Persönliche und berufliche Unterstützungssysteme bilden die Grundlage, die du brauchst, um deine Resilienz zu erhalten. Jedes dieser Elemente trägt zu einer robusten, anpassungsfähigen und positiven Herangehensweise an die unvermeidlichen Herausforderungen des Lebens bei.

6.4 Selbstwert-Übungen

Das Leben mit ADHS bringt einzigartige Herausforderungen mit sich, die oft durch Missverständnisse noch verstärkt werden. Verpasste Termine oder vergessene Aufgaben werden häufig als Faulheit und nicht als Symptome einer ernsthaften Erkrankung angesehen, was zu Gefühlen der Verurteilung, Isolation und Frustration führt.

Diese unfairen Missverständnisse können sich stark auf die Selbstwahrnehmung auswirken, indem sie Vergleiche mit anderen anheizen und ein verzerrtes Selbstbild fördern, bei dem ADHS als Einschränkung empfunden wird und nicht nur als ein Aspekt dessen, was du bist.

Persönlich fühlst du dich vielleicht als Versager und hast Probleme, die Erwartungen deiner Familie oder Freunde zu erfüllen. Beruflich erscheint es dir vielleicht entmutigend, eine Karriere zu finden, die deinen Stärken entspricht, was zu Instabilität oder häufigen Jobwechseln führt.

Diese Herausforderungen müssen dich aber nicht definieren, und Selbstmitgefühl kann diesen Kreislauf durchbrechen. Behandle dich selbst mit der gleichen Freundlichkeit, die du einem Freund oder einer Freundin entgegenbringen würdest. Anstatt dich als Versager oder Versagerin abzustempeln, solltest du versuchen, aus Fehlern zu lernen: „Was kann ich daraus lernen, damit so etwas nicht noch einmal passiert? Wie kann ich aus meinem eigenen Kreislauf ausbrechen?"

Selbstfürsorge ist ein weiterer wichtiger Teil des Selbstmitgefühls. Aktivitäten, die deine geistige und emotionale Gesundheit fördern, wie ein Hobby, ein Spaziergang oder Achtsamkeitsübungen, sind eine der vielen Möglichkeiten, sich selbst zu pflegen. Akzeptiere dich so, wie du bist - mit all deinen Fehlern - und konzentriere dich auf die Gegenwart, ohne zu urteilen.

Auch Vergebung ist wichtig: Lasse vergangene Fehler los, nicht um sie zu entschuldigen, sondern um sie anzuerkennen und an ihnen zu wachsen. Eine mitfühlende Antwort auf einen Fehler aus der Vergangenheit zu schreiben, wie z.B. „Ich habe mein Bestes mit dem getan, was ich damals wusste, und ich lerne immer noch", kann helfen.

Eine mitfühlende innere Stimme zu entwickeln, erfordert Übung, ist aber sehr wirkungsvoll. Ersetze negative Gedanken wie „Das kann ich nicht" durch Affirmationen wie „Ich lerne und verbessere mich". Führe ein Tagebuch über deine Erfolge, um deinen Fokus auf deine Stärken statt auf deine Schwächen zu lenken.

Auch das Feedback von vertrauenswürdigen Freunden oder Mentoren kann eine wertvolle Perspektive bieten und die positiven Eigenschaften verstärken.

Beginne jeden Tag mit ermutigenden Gedanken. Ersetze Selbstzweifel durch Affirmationen wie „Ich bin fähig und werde aus allem, was auf mich zukommt, lernen". Behandle dich selbst mit Freundlichkeit, um deine Resilienz und dein

Wachstum zu fördern. Indem du dir selbst vergibst und Selbstmitgefühl entwickelst, schaffst du eine gute Grundlage, um die Herausforderungen von ADHS mit Selbstvertrauen und Anmut zu meistern.

Du kannst ein erfülltes Leben gestalten, indem du Strategien entwickelst, um deine Stärken zu nutzen und Hindernisse zu überwinden. Um praktische Lösungen zu finden, musst du Schwierigkeiten anerkennen und aktiv daran arbeiten, sie zu überwinden.

Mit Ausdauer, Anerkennung und Unterstützung von dir selbst musst du dich nicht nur durch deinen Zustand definieren lassen. Du wirst geliebt, und wenn du geliebt wirst, bedeutet das, dass du selbst die Liebe *zu* dir selbst nicht verloren hast und durchaus in der Lage bist, sie zu zeigen. Wenn du die Selbstliebe zulässt, wird sie zu deiner Stärke, zu einem stärkeren Fundament für dein Selbstwertgefühl und zu einem starken Gefühl des Selbstwerts.

Wenn diese Probleme über einen sehr langen Zeitraum hinweg nicht angegangen werden, kann dies in manchen Fällen sogar zur Entwicklung der in diesem Kapitel erwähnten Komorbiditäten führen. Es kann ziemlich schwierig werden, damit umzugehen, aber *nicht* unmöglich, sie zu lösen.

6.5 Weitere Achtsamkeitstechniken

An dieser Stelle des Buches bist du vielleicht schon etwas vertrauter mit Achtsamkeit, also der Praxis, ganz im Moment präsent zu sein. Davon können Menschen mit ADHS erheblich profitieren. Achtsamkeit verbessert nachweislich die Konzentration und Aufmerksamkeit. Indem du deinen Geist darauf trainierst, präsent zu bleiben, kannst du das geistige

Durcheinander, das dich oft ablenkt, reduzieren. Dank dieser verbesserten Konzentration fällt es dir leichter, Aufgaben zu erledigen und auf dem richtigen Weg zu bleiben.

Einer der weiteren Vorteile von Achtsamkeit ist die Fähigkeit, Impulsivität und Stress zu reduzieren. Wenn du achtsam bist, bist du dir deiner Gedanken und Handlungen bewusster und kannst innehalten, bevor du impulsiv reagierst. Dieses Innehalten kann entscheidend dazu beitragen, dass du keine übereilten Entscheidungen triffst, die du später bereuen könntest. Das hilft auch bei der Stressbewältigung, weil es ein Gefühl der Ruhe und Entspannung vermittelt. Wenn du weniger gestresst bist, lassen sich deine ADHS-Symptome besser in den Griff bekommen und es entsteht eine positive Rückkopplungsschleife, die dein allgemeines Wohlbefinden steigert.

Achtsamkeit in deinen Alltag einzubauen, muss nicht kompliziert sein und du kannst damit anfangen, indem du achtsam isst. Konzentriere dich auf den Geschmack, die Beschaffenheit und den Geruch deines Essens. Kaue langsam und genieße jeden Bissen. Diese Praxis verbessert nicht nur dein Esserlebnis, sondern hilft dir auch, präsent zu bleiben.

Achtsames Gehen ist eine weitere einfache Möglichkeit, Achtsamkeit zu integrieren. Achte beim Gehen auf die Empfindungen, die du unter deinen Füßen spürst: den Boden, die gleichmäßige Abfolge und den Rhythmus deiner eigenen Schritte, und steigere dich langsam zu den Bildern und Geräuschen um dich herum. Diese einfache Übung zur Erdung kann eine alltägliche Aktivität in eine beruhigende Erfahrung verwandeln.

Es gibt verschiedene andere Achtsamkeitsübungen, die für Menschen mit ADHS besonders effektiv sein können.

Body-Scan-Meditation

Eine solche Übung ist die Body-Scan-Meditation. Dabei legst oder setzt du dich in eine für dich bequeme Position und richtest deine Aufmerksamkeit auf verschiedene Teile deines Körpers - angefangen bei den Zehen bis hin zum Kopf.

Während du dich auf jeden Teil konzentrierst, nimmst du alle Empfindungen oder Spannungen wahr und entspannst diese Bereiche bewusst. Diese Übung hilft, die Verbindung zwischen Körper und Geist zu verbessern und fördert die Entspannung.

Achtsames Atmen

Achtsames Atmen ist eine weitere wirkungsvolle Technik. Suche dir einen ruhigen Ort, sitze bequem und konzentriere dich auf deinen Atem. Spüre dann, wie die Luft in deine Nasenlöcher ein- und ausströmt, oder vielleicht sogar, wie sich dein Brustkorb hebt und senkt - oder beides. Wenn deine Aufmerksamkeit ins Schwanken gerät, lenke sie sanft auf deinen Atem zurück. Diese einfache Übung kann überall durchgeführt werden und ist eine schnelle Möglichkeit, dich zu zentrieren und zu erden, wenn du dich überfordert fühlst.

Geführte Bilder

Geführte Bilder stellen eine weitere nützliche Achtsamkeitstechnik dar, bei der du dir eine ruhige Szene vorstellst, z. B. einen Strand oder einen Wald, und in diese Umgebung eintauchst. Stelle dir die Geräusche, Gerüche und Empfindungen vor, die du erleben würdest. Vor allem vor dem Schlafengehen oder in den Pausen können geführte Bilder hilfreich sein, da sie eine mentale Ablenkung ermöglichen, die deinen Geist erfrischen.

Kurzurlaube

Auch kurze Achtsamkeitspausen während des Tages können unglaublich effektiv sein. Nimm dir zwischen den Aufgaben ein paar Minuten Zeit, um deine Augen zu schließen und dich auf deinen Atem zu konzentrieren oder einen kurzen Körperscan durchzuführen. Diese kleinen Pausen können dir helfen, deinen Geist zu regenerieren und dich besser auf die nächste Aufgabe zu konzentrieren. Die Technologie bietet verschiedene Werkzeuge, um deine Achtsamkeitspraxis zu unterstützen. Apps für geführte Meditationen sind auf unterschiedliche Bedürfnisse zugeschnitten - vom Stressabbau bis zur Verbesserung der Konzentration – und bieten kurze, überschaubare Sitzungen, die bequem in deinen vollen Terminkalender passen.

Schlaf-Apps sind dafür bekannt, dass sie entspannende und schlaffördernde Inhalte anbieten und auch geführte Meditationen, Schlafgeschichten und beruhigende Musik zum Entspannen enthalten.

Einige Entspannungs-Apps bieten sogar noch mehr Meditationsoptionen, die auch zeitlich begrenzte Meditationen beinhalten und eine Community-Funktion, die es dir ermöglicht, dich mit anderen auf einem ähnlichen Weg zu verbinden. Wenn du diese Achtsamkeitspraktiken und -werkzeuge in deinen Alltag integrierst, kann das einen großen Unterschied im Umgang mit ADHS-Symptomen bewirken. Indem Achtsamkeit die Konzentration verbessert, Impulsivität reduziert und Stress mildert, kann sie ein dringend benötigter Anker in einer Welt bieten, die sich oft überwältigend anfühlt.

Kapitel 7

Stärkenbasierte
Ansätze für ADHS

ADHS bringt Herausforderungen mit sich, aber auch einzigartige Stärken, die, wenn sie effektiv genutzt werden, zu persönlichem Wachstum und Erfüllung führen können. In diesem Kapitel erfahren wir, wie wir diese natürlichen Fähigkeiten nutzen und ausbauen können, um vermeintliche Einschränkungen in Erfolgschancen zu verwandeln.

Wir werden uns mit der Kraft des Hyperfokus beschäftigen, einem Werkzeug, das, wenn es klug eingesetzt wird, außergewöhnliche Produktivität freisetzen kann. Kreativität und diffuses Denken, die oft mit ADHS in Verbindung gebracht werden, können innovative Lösungen und neue Ideen hervorbringen. Außerdem werden wir uns mit emotionaler Intelligenz und Problemlösungskompetenz befassen - wichtige Eigenschaften, die es dir ermöglichen, Beziehungen und Herausforderungen mit Einfühlungsvermögen und Resilienz zu meistern.

Du wirst auch entdecken, wie sich Führungsqualitäten wie Anpassungsfähigkeit und Weitblick aus deiner einzigartigen ADHS-Perspektive entwickeln können. Indem du deine Stärken erkennst und wertschätzt, lernst du schließlich, deine ADHS als Vorteil und nicht als Hindernis zu sehen und ebnest so den Weg für ein Leben, das deinem Potenzial und deinen Leidenschaften entspricht.

7.1 Vorteilhafte Nutzung von Hyperfokus

Stell dir Folgendes vor: Du bist in ein Projekt vertieft und gehst völlig in deiner Aufgabe auf. Die Stunden vergehen unbemerkt - das Abendessen wird vergessen, Nachrichten bleiben ungelesen und plötzlich bricht die Morgendämmerung durch dein Fenster. Allerdings kann Hyperfokus für Erwachsene mit ADHS ein zweischneidiges Schwert sein.

Auf der einen Seite ermöglicht es dir Hyperfokus, außerordentlich produktiv zu sein und dich mit bemerkenswerter Präzision in Aufgaben zu vertiefen. Es ist, als würde sich die Welt auf dich und deine Arbeit beschränken und du könntest so tief in dich eintauchen, dass alles andere verblasst.

Besonders wirkungsvoll ist das bei Hobbys oder vertrauten Aufgaben, bei denen Muskelgedächtnis und Kreativität nahtlos ineinander übergehen.

Diese intensive Konzentration kann aber auch ihre Schattenseiten haben. Es passiert leicht, dass man die Zeit aus den Augen verliert, andere Aufgaben vernachlässigt oder sich unausgeglichen fühlt, wenn der Hyperfokus überhandnimmt. Die Herausforderung besteht darin, sich diese Fähigkeit zunutze zu machen, ohne dass sie andere wichtige Aspekte deines Lebens beeinträchtigt. Wenn du lernst, den Hyperfokus mit Achtsamkeit und Prioritätensetzung auszugleichen, kannst du ihn in einen deiner größten Vorteile verwandeln.

Verstehe, was deinen Hyperfokus auslöst, damit du ihn produktiv nutzen kannst.

Hyperfokus tritt oft dann auf, wenn du dich mit Aufgaben beschäftigst, die an sich interessant sind oder deinen Leidenschaften entsprechen. Denke an die Projekte, bei denen du das Zeitgefühl verlierst. Vielleicht ist es eine kreative Arbeit wie Malen, eine technische Aufgabe wie Programmieren oder sogar ein einfaches Hobby wie Gartenarbeit - diese Aktivitäten fesseln deine Aufmerksamkeit, weil sie deinen Interessen und Stärken entsprechen.

Wenn du diese Auslöser erkennst, kannst du deine Arbeit strategisch darauf ausrichten und sicherstellen, dass du bei Bedarf hyperfokussiert arbeiten kannst.

Um den Hyperfokus für deine Produktivität zu nutzen, musst du dir konkrete Ziele für deine Fokussitzungen setzen. Bevor du dich in eine Aufgabe stürzt, umreißt du, was du erreichen willst; unterteile die Aufgabe in kleinere, überschaubare Ziele. Wenn du z.B. einen Bericht schreibst, setze dir das Ziel, die Einleitung in einer Sitzung fertigzustellen, gefolgt vom Hauptteil und der Schlussfolgerung in den folgenden Sitzungen. Auf diese Weise wird die Aufgabe nicht nur weniger überwältigend, sondern du hast auch einen klaren Fahrplan, dem du folgen kannst.

Die Schaffung einer optimalen Arbeitsumgebung ist ebenso wichtig. Suche dir einen ruhigen Raum ohne Ablenkungen und lege dir alle Materialien, die du benötigst, bereit. Auf diese

Weise kannst du dich ohne Unterbrechungen in deine Arbeit stürzen.

Das Einplanen von Hyperfokus-Sitzungen zu Zeiten höchster Produktivität kann deine Effizienz weiter steigern. Jeder Mensch hat seine eigenen produktivsten Tageszeiten, in denen er sich am wachsten und konzentriertesten fühlt. Finde diese Zeiten heraus und reserviere sie für Aufgaben, die hohe Konzentration erfordern. Für manche ist der frühe Morgen ideal, während andere die späten Abendstunden als förderlich für die Konzentration empfinden.

Experimentiere mit verschiedenen Zeiten, um herauszufinden, was für dich am besten funktioniert. Wenn du deinen Arbeitsplan mit deinem natürlichen Rhythmus in Einklang bringst, kannst du die Vorteile des Hyperfokus maximieren. Es ist jedoch wichtig, den Hyperfokus mit anderen Aufgaben in Einklang zu bringen, damit du wichtige Pflichten nicht vernachlässigst.

Um das zu erreichen, solltest du Timer oder Alarme einstellen, die dir helfen, Pausen zu machen und dich bei Bedarf umzuorientieren. Du kannst dies effektiv ausprobieren, indem du einen Timer benutzt, um in 90-Minuten-Intervallen zu arbeiten, gefolgt von einer 15-minütigen Pause. In diesen Pausen kannst du dich von der Arbeit entfernen und dich strecken oder einen Snack zu dir nehmen. Kurze Pausen wie diese können deinen Geist erfrischen und einem Burnout vorbeugen. Es ist auch wichtig, dass du deine Aufgaben nach Prioritäten ordnest, um sicherzustellen, dass deine Hyperfokus-Sitzungen auf Aktivitäten mit hoher Wirkung ausgerichtet sind.

Erstelle eine tägliche oder wöchentliche Aufgabenliste und ordne die Aufgaben nach Wichtigkeit und Dringlichkeit. Auf diese Weise kannst du deinen Hyperfokus auf die wirklich wichtigen Aufgaben richten.

Verwende ein Hilfsmittel wie die Eisenhower-Matrix, um deine Aufgaben zu kategorisieren. Diese Matrix hilft dir, zwischen dringenden und wichtigen Aufgaben zu unterscheiden und stellt sicher, dass du dich auf das Wesentliche konzentrierst. Wenn du einen dringenden Arbeitstermin und ein persönliches Projekt hast, das dir am Herzen liegt, solltest du die Arbeitsaufgabe zuerst priorisieren.

Sobald es abgeschlossen ist, kannst du dich belohnen, indem du dich in dein persönliches Projekt stürzt.

Dieser ausgewogene Ansatz ermöglicht es dir, die Kraft des Hyperfokus zu nutzen, ohne dass andere Aufgaben auf der Strecke bleiben.

Reflexionsübung: Identifizierung deiner Hyperfokus-Auslöser

Nimm dir einen Moment Zeit, um über deine vergangenen Erfahrungen mit Hyperfokus nachzudenken. Denke an die Aufgaben oder Aktivitäten, die deine ungeteilte Aufmerksamkeit in Anspruch genommen haben.

Nutze die folgenden Fragen, um dich bei deinen Überlegungen zu unterstützen:

1. Bei welchen Aufgaben oder Aktivitäten verlierst du die Zeit aus den Augen?
2. Welche gemeinsamen Elemente haben diese Aufgaben (z. B. Kreativität, Problemlösung, körperliche Aktivität)?

3. Wie stimmen diese Aufgaben mit deinen Interessen und Leidenschaften überein?
4. Wann am Tag fühlst du dich am konzentriertesten und wachsten?

Schreibe deine Antworten auf und suche nach Mustern. Diese Übung kann dir wertvolle Erkenntnisse über deine Hyperfokus-Auslöser liefern und dir helfen, deine Arbeit effektiver zu planen.

Wenn du den Hyperfokus verstehst und strategisch einsetzt, kannst du diesen einzigartigen Aspekt von ADHS in einen starken Vorteil verwandeln.

7.2 Diffuses Denken und Kreativität

Du hast es wahrscheinlich schon einmal gehört: Menschen mit ADHS können eine unglaubliche Fähigkeit zur Kreativität haben. Dieses Konzept beruht allein auf der Funktionsweise deines Gehirns - Menschen mit ADHS zeigen häufig ein hohes Maß an Kreativität, weil sie anders denken und einzigartige Ideen entwickeln können.

Divergentes Denken bedeutet, in mehrere Richtungen zu denken und verschiedene Möglichkeiten zu erkunden, anstatt sich an einen einzigen, linearen Weg zu halten. Diese Art des Denkens ermöglicht es dir, einzigartige Verbindungen zwischen Konzepten herzustellen, die für andere scheinbar nicht relevant sind. Dein Gehirn ist von Natur aus auf der Suche nach Neuem und Komplexem, was zu innovativen Lösungen und kreativen Durchbrüchen führen kann.

Wege zur Förderung der Kreativität

Um diese Kreativität zu kultivieren, solltest du damit beginnen, ein Kreativitäts-Tagebuch zu führen, in dem du deine Ideen, Skizzen und Inspirationen festhalten kannst. Trage es bei dir, damit du eine Idee sofort festhalten kannst, wenn sie dir kommt. Eine andere Strategie ist, regelmäßig Brainstorming-Sitzungen abzuhalten. Nimm dir jede Woche Zeit, um neue Ideen zu sammeln, sei es für die Arbeit, persönliche Projekte oder Hobbys. Filtere deine Gedanken während dieser Sitzungen nicht, sondern lasse deinen Gedanken freien Lauf.

Auch das Ausprobieren verschiedener künstlerischer Medien kann deine Kreativität fördern. Versuche es mit Malen, Schreiben, Musik oder sogar digitaler Kunst - jedes Medium bietet dir eine neue Möglichkeit, dich auszudrücken und kann dich zu neuen Ideen inspirieren.

Probleme mit Kreativität lösen

Deine Kreativität bei der Problemlösung einzusetzen, kann ein entscheidender Faktor sein. Eine effektive Methode, um Kreativität bei Problemen einzusetzen, ist die Verwendung von Mind Maps, um Lösungen zu visualisieren.

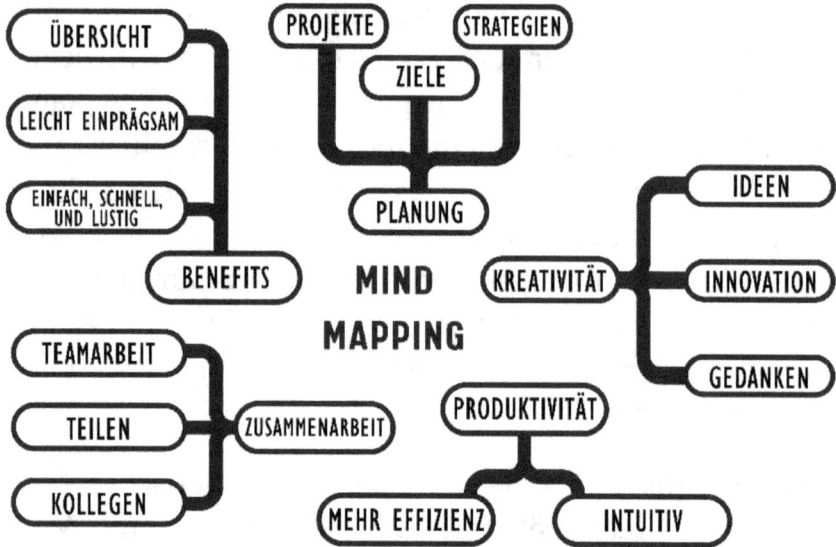

Um ein Mind Mapping effektiv durchzuführen, solltest du zunächst das Hauptproblem bestimmen und es in die Mitte der Karte setzen, bevor du verschiedene mögliche Lösungen, Unterlösungen und verwandte Ideen auflistest. Dieser visuelle Ansatz hilft dir, Verbindungen und Möglichkeiten zu erkennen, die in einer linearen Liste vielleicht nicht offensichtlich sind.

Sich nicht mit der erstbesten Lösung zufrieden zu geben und Probleme aus verschiedenen Blickwinkeln zu betrachten, kann dein kreatives Denken ebenfalls fördern. Ein Problem aus verschiedenen Perspektiven zu betrachten und darüber nachzudenken, wie andere es lösen könnten, kann zu umfassenderen und innovativeren Lösungen führen.

Deine kreative Arbeit teilen

Die Präsentation deiner kreativen Arbeit ist genauso wichtig wie ihre Erstellung. Ein Portfolio deiner Projekte in einem physischen Ordner, einer digitalen Mappe oder auf einer persönlichen Website zu erstellen, kann sehr erfüllend sein, vor allem, wenn du deine besten Arbeiten zusammen mit Notizen zu deinem Prozess und deiner Inspiration präsentierst.

Auch das Teilen deiner Arbeit in Online-Communities kann unglaublich lohnend sein. Auf Plattformen wie Instagram, Behance und Youtube kannst du dich mit anderen Kreativen austauschen, Feedback einholen und dich inspirieren lassen, wenn du einen detaillierten Einblick in deinen Arbeitsprozess geben möchtest.

Die Teilnahme an lokalen Kunstausstellungen oder -veranstaltungen ist eine weitere gute Möglichkeit, deine Arbeit zu präsentieren. Dazu kannst du aktiv nach Gemeindezentren, Galerien oder sogar Cafés suchen, die Werke lokaler Künstler ausstellen. Diese Orte bieten dir die Möglichkeit, deine Kreativität mit einem breiteren Publikum zu teilen und Anerkennung für deine Talente zu erhalten.

Wenn du verstehst, warum Menschen mit ADHS oft ein hohes Maß an Kreativität zeigen, kannst du dein eigenes kreatives Potenzial besser einschätzen und ausschöpfen.

7.3 Problemlösungskompetenz

Wenn du mit einem Problem konfrontiert wirst, folgt dein Gehirn nicht dem konventionellen Weg. Stattdessen nimmt es einen gewundenen Weg und untersucht verschiedene Möglichkeiten, bevor es sich für eine Lösung entscheidet. Dieses nichtlineare Denkmuster ist ein Kennzeichen von ADHS und kann bei der Problemlösung ein erheblicher Vorteil sein.

Während andere vielleicht eine gerade Linie von Punkt A nach Punkt B sehen, siehst du möglicherweise mehrere Wege, jeden mit seinen eigenen Chancen und Herausforderungen. Diese Fähigkeit, in verschiedene Richtungen zu denken, ermöglicht es dir, Probleme kreativ anzugehen und Lösungen zu finden, die andere vielleicht übersehen. Deine Fähigkeit, mit Mehrdeutigkeit und Komplexität umzugehen, stärkt deine Problemlösungskompetenz zusätzlich. Während sich andere von komplexen Problemen überfordert fühlen, fühlst du dich in solchen Umgebungen wohl und siehst sie eher als Rätsel, die es zu lösen gilt, denn als Hindernisse, die du fürchten musst.

SCAMPER Technik

Um deine Problemlösungsfähigkeiten zu verbessern, kannst du Techniken anwenden, die speziell zur Förderung des kreativen Denkens entwickelt wurden. Eine solche Technik ist SCAMPER, was für:

- Ersetzen
- Kombinieren
- Adaptieren
- Modifizieren
- Für andere Zwecke verwenden
- Eliminieren
- Reversieren

steht.

Diese Methode regt dich dazu an, darüber nachzudenken, wie du verschiedene Aspekte eines Problems oder einer Situation verändern kannst, um eine Lösung zu finden, vor allem, wenn du an einem Projekt arbeitest und etwas nicht funktioniert. Du kannst dich fragen, was du ersetzen oder kombinieren kannst, um es zu verbessern. Könntest du eine Methode aus einem anderen Bereich adaptieren? Kannst du eine bestehende Lösung so abändern, dass sie besser zu deinen Bedürfnissen passt? Wenn du diesen Fragen systematisch nachgehst, kannst du eine Reihe von innovativen Ideen entwickeln.

TRIZ-Strategie

Eine weitere effektive Technik ist TRIZ, die Theorie des erfinderischen Problemlösens. Bei dieser Methode geht es darum, Widersprüche in einem Problem zu erkennen und zu lösen. Du brauchst zum Beispiel eine Lösung, die sowohl stark als auch leicht ist, was auf den ersten Blick widersprüchlich erscheint. Aber mit dem von der TRIZ bereitgestellten Rahmen, der sich hervorragend zum Auflösen solcher Widersprüche eignet, kannst du anfangen, Innovationsmuster aus verschiedenen Bereichen heranzuziehen, die dir dabei helfen, komplexe Probleme in handhabbare Teile zu zerlegen und Lösungen zu finden, die konkurrierende Anforderungen ausgleichen.

Sowohl SCAMPER als auch TRIZ ermutigen dich, über konventionelle Lösungen hinaus zu denken und deine natürliche Kreativität und dein nichtlineares Denken zu nutzen.

Zusammenarbeit zur Problemlösung

Gemeinsames Problemlösen kann deine kreativen Fähigkeiten weiter fördern. Durch die Zusammenarbeit mit anderen, erhältst du Zugang zu unterschiedlichen Perspektiven, die zu innovativen Lösungen führen können. Dies gilt insbesonere, wenn jeder seine individuellen Erfahrungen und Ideen einbringt und du so auf den Gedanken der anderen aufbauen kannst.

Dieser gemeinschaftliche Ansatz kann zu Durchbrüchen führen, die im Alleingang nicht möglich wären. In einem Team kann zum Beispiel eine Person eine mögliche Lösung finden, während eine andere sie verfeinert und eine dritte eine neue Dimension hinzufügt, die sie noch effektiver macht. Die Synergie, die durch die Zusammenarbeit entsteht, kann zu Lösungen führen, die mehr sind als die Summe ihrer Teile.

Ich erinnere mich an eine Zeit, in der ich bei der Arbeit mit einer schwierigen Situation konfrontiert war. Ich sollte einen komplexen Prozess rationalisieren, an dem mehrere Abteilungen beteiligt waren. Anfangs fühlte ich mich von der Größe der Aufgabe überwältigt.

Durch die Anwendung kreativer Problemlösungstechniken und die Zusammenarbeit mit Kollegen aus verschiedenen Abteilungen haben wir jedoch eine Lösung entwickelt, die nicht nur den Prozess rationalisiert, sondern auch die Gesamteffizienz verbessert. Wir nutzten Mind Maps, um das Problem zu visualisieren, Engpässe zu identifizieren und mögliche Lösungen zu erarbeiten. Jedes Teammitglied trug seinen Teil dazu bei, und gemeinsam schufen wir einen effektiveren Arbeitsablauf. Diese Erfahrung hat mich in meinem Glauben an die Kraft kreativer und gemeinschaftlicher Problemlösungen bestärkt.

Nutze dein nichtlineares Denken und deinen Umgang mit Komplexität als Stärken bei der Problemlösung. Techniken wie SCAMPER und TRIZ können dir helfen, deine kreativen Fähigkeiten zu verbessern, während gemeinschaftliche Anstrengungen zu innovativen Lösungen führen können. Wenn du diese Ansätze nutzt, kannst du Herausforderungen in

Chancen verwandeln und Lösungen finden, die andere vielleicht übersehen.

7.4 Emotionale Intelligenz

Mit ADHS zu leben bedeutet oft, Emotionen intensiver zu erleben als andere. Diese erhöhte Sensibilität kann ein zweischneidiges Schwert sein, aber sie bedeutet auch, dass du ein tiefes Einfühlungsvermögen und ein intuitives Gespür für die Gefühle anderer hast. Emotionale Intelligenz (EI) bezeichnet die Fähigkeit, unsere eigenen Emotionen und die anderer zu erkennen, zu verstehen und zu steuern.

Für Erwachsene mit ADHS kann dies sowohl eine natürliche Stärke als auch ein Bereich sein, in dem sie wachsen können. Manchmal stellst du vielleicht fest, dass du die Emotionen deiner Mitmenschen leicht aufnimmst und spürst, wenn jemand verärgert oder gestresst ist, noch bevor er oder sie etwas sagt. Dieses tiefe Einfühlungsvermögen ermöglicht es dir, dich mit anderen auf einer tiefen Ebene zu verbinden und starke, bedeutungsvolle Beziehungen aufzubauen. Mit der richtigen Entwicklung und Anleitung können deine intuitiven Erkenntnisse dir auch dabei helfen, die unausgesprochenen Bedürfnisse und Wünsche anderer zu verstehen, was dich zu einer vertrauenswürdigen Vertrauensperson und einem unterstützenden Freund macht.

Verbesserung der emotionalen Intelligenz

Die Entwicklung der emotionalen Intelligenz umfasst verschiedene Strategien, die deine natürlichen Fähigkeiten verbessern können. Erstens ist aktives Zuhören ein wirksames Mittel zur Verbesserung der emotionalen Intelligenz. Wenn du aktiv zuhörst, konzentrierst du dich ganz auf den Sprecher/die

Sprecherin, stellst Augenkontakt her und gibst Feedback, das zeigt, dass du seine/ihre Botschaft verstanden hast. Das hilft dir nicht nur, andere besser zu verstehen, sondern gibt ihnen auch das Gefühl, wertgeschätzt und gehört zu werden.

Auch Übungen zur Selbstreflexion können deine emotionale Intelligenz steigern. Nimm dir dazu jeden Tag Zeit, um über deine Gefühle und Reaktionen nachzudenken. Frage dich, warum du dich so gefühlt hast und wie du mit der Situation umgegangen bist, um Muster in deinen emotionalen Reaktionen zu erkennen und sie besser zu bewältigen.

Der Aufbau eines emotionalen Vokabulars ist ein weiterer wichtiger Schritt. Je besser du deine Gefühle artikulieren kannst, desto leichter ist es, sie zu verstehen und auszudrücken.

Anstatt zu sagen, dass du dich „schlecht" fühlst, versuche, diese Gefühle genauer zu beschreiben, indem du genau sagst, ob du dich ängstlich, frustriert oder enttäuscht fühlst. Diese Präzision in der Sprache kann deine Gefühle verdeutlichen und deine Kommunikation verbessern.

Wenn du in deinen Beziehungen Einfühlungsvermögen zeigst, kann das deine Beziehungen zu anderen deutlich verbessern. Das heißt, wenn jemand seine Gefühle mit dir teilt, solltest du diese Gefühle anerkennen, ohne sie zu bewerten. Sätze wie „Ich verstehe, warum du dich so fühlst" oder „Es ist verständlich, dass du verärgert bist" können viel dazu beitragen, dass sich andere verstanden und unterstützt fühlen.

Manchmal reicht es schon aus, Unterstützung und Verständnis zu bieten, indem man einfach nur da ist, zuhört und eine Schulter zum Anlehnen bietet. Dein natürliches Einfühlungsvermögen ermöglicht es dir, echten Trost und

Sicherheit zu spenden und so die Bindung zu deinen Freunden und Angehörigen zu stärken.

Feinabstimmung der Intuition

Intuition spielt eine wichtige Rolle bei der Entscheidungsfindung, besonders für Menschen mit ADHS. Auf dein Bauchgefühl zu vertrauen, kann dich durch unsichere Situationen führen.

Wenn du vor einer schwierigen Entscheidung stehst, nimm dir einen Moment Zeit, um auf deinen Instinkt zu hören und dich zu fragen, was sich bei den Optionen, die vor dir liegen, richtig oder falsch anfühlt. Dieser intuitive Sinn liefert oft wertvolle Erkenntnisse, die bei einer logischen Analyse übersehen werden könnten. Dennoch musst du deine Intuition mit einer rationalen Analyse abwägen. Dein Bauchgefühl kann dir zwar eine erste Orientierung geben, doch wenn du es mit Fakten und logischen Überlegungen untermauerst, kannst du fundierte Entscheidungen treffen.

Angenommen, du hast eine starke Intuition für eine Geschäftsmöglichkeit. Anstatt voreilig eine große Entscheidung zu treffen, nimmst du dir die Zeit, für Recherche und Datensammlung, um dein Bauchgefühl zu untermauern. Diese Kombination aus Intuition und rationaler Analyse schafft einen soliden Entscheidungsprozess.

7.5 Führungsqualitäten

Vielleicht stellst du fest, dass dein hohes Energieniveau und dein Enthusiasmus dich als Führungskraft auszeichnen. Diese Eigenschaften können absolut ansteckend sein und dein Team dazu motivieren, Herausforderungen mit Elan anzugehen. Wenn du dich für ein Projekt begeisterst, wird es zu einer treibenden Kraft, die andere dazu ermutigt, es dir gleichzutun und sich zu engagieren. Deine grenzenlose Energie kann dir dabei helfen, mehrere Aufgaben zu bewältigen, die Moral hoch zu halten und ein dynamisches Arbeitsumfeld zu schaffen.

Kreativität und Innovation sind weitere Merkmale von ADHS, die in Führungspositionen zum Tragen kommen können. Da du oft in der Lage bist, über den Tellerrand zu schauen, fällt es dir fast nie schwer, neue und effektive Problemlösungen zu finden. Diese innovative Denkweise kann in Branchen, die von frischen Ideen und zukunftsweisenden Ansätzen leben, von großem Vorteil sein. Deine Fähigkeit, Zusammenhänge zu erkennen, die andere vielleicht übersehen, ermöglicht es dir, Strategien zu entwickeln, die sowohl einzigartig als auch effektiv sind. Diese Art von visionärem Denken kann dein Team und deine Organisation zu neuen Höhen führen und dich als Führungspersönlichkeit auszeichnen, die Wachstum und Innovation vorantreibt.

Die Fähigkeit, andere zu inspirieren und zu motivieren, ist für jede Führungskraft entscheidend, und deine ADHS-Eigenschaften können diese Fähigkeit noch verbessern. Deine Leidenschaft und dein Enthusiasmus können eine chemische Reaktion auslösen, die zu einer positiven und energiegeladenen Atmosphäre beiträgt, besonders wenn dein Team sieht, wie sehr du dich für ein Ziel einsetzt.

Deine persönlichen Erfahrungen bei der Bewältigung von Herausforderungen können auch als starke Motivationsgeschichten dienen, die dein Team ermutigen, durchzuhalten und ihre Ziele im Auge zu behalten.

Aufbau von Führungskompetenzen

Um Führungskompetenzen zu entwickeln, musst du nach Möglichkeiten zur Weiterentwicklung suchen. Suche nach Workshops, Seminaren oder Kursen, die sich auf die Entwicklung von Führungskräften konzentrieren. Diese Programme vermitteln oft praktische Fähigkeiten und Strategien, die du sofort in deiner Rolle anwenden kannst.

Mentoring ist ein weiterer wichtiger Bestandteil. Suche dir Mentoren, die Erfahrung und Wissen in den Bereichen haben, in denen du wachsen möchtest. Ihr Wissen kann dir dabei helfen, komplexe Situationen zu meistern und fundierte Entscheidungen zu treffen, die eine solide Grundlage für deinen Weg als Führungskraft bilden.

Das Üben von Rede- und Präsentationsfähigkeiten ist ein weiterer wichtiger Aspekt der Führungsentwicklung. Effektive Kommunikation ist der Schlüssel zur Inspiration und Führung deines Teams. Schließe dich Gruppen wie Toastmasters an oder besuche Kommunikationskurse, um dein Selbstvertrauen zu stärken und deine Redefähigkeiten zu verbessern. Regelmäßiges Üben in einem unterstützenden Umfeld kann dir dabei helfen, ein überzeugender und mitreißender Redner zu werden, damit du deine Visionen leichter vermitteln und dein Team für gemeinsame Ziele gewinnen kannst.

Die Übernahme von Führungsaufgaben in Freiwilligenorganisationen kann wertvolle praktische Erfahrungen bringen. Diese Aufgaben sind oft mit weniger Druck und mehr Flexibilität verbunden und ermöglichen es dir, verschiedene Führungsstile und -strategien auszuprobieren, während du gleichzeitig die Chance hast, der Gemeinschaft etwas zurückzugeben und ein Gefühl der Erfüllung und des

Sinns zu entwickeln. Die Fähigkeiten, die du in diesen Rollen erwirbst, lassen sich leicht auf dein Berufsleben übertragen und verbessern deine Fähigkeit, andere zu führen und zu inspirieren.

Mit Empathie und Verständnis zu führen, ist entscheidend für den Aufbau starker Teambeziehungen. Einfühlungsvermögen ermöglicht es dir, mit deinen Teammitgliedern auf einer persönlichen Ebene in Kontakt zu treten und ihre Bedürfnisse, Sorgen und Beweggründe zu verstehen. Die Schaffung einer soliden Grundlage für diese Verbindung fördert Vertrauen und Loyalität, was wiederum zu einem unterstützenden Arbeitsumfeld führt, in dem sich alle wertgeschätzt fühlen.

Ein integratives und unterstützendes Arbeitsumfeld fördert die offene Kommunikation und Zusammenarbeit. Wenn sich Teammitglieder sicher und respektiert fühlen, sind sie eher bereit, ihre Ideen zu teilen und zum Erfolg des Teams beizutragen.

7.6 Erkenne deine Stärken

Die Anerkennung der Stärken, die mit der Überwindung und dem Einsatz von ADHS einhergehen, kann ein guter Weg sein, um das Selbstwertgefühl zu stärken.

Denke über deine vergangenen Erfolge nach, denke an die Momente, in denen du stolz auf das warst, was du erreicht hast, vielleicht sogar an kreative Projekte, die gelobt wurden, eine Arbeitsaufgabe, die du vor dem Zeitplan erledigt hast, oder sogar ein persönliches Ziel, das du trotz aller Widrigkeiten erreicht hast.

Diese Erfolge sind keine Zufälle, sondern ein Beweis für deine einzigartigen Talente und Fähigkeiten, trotz der Schwierigkeiten, mit denen du zu kämpfen hast.

Deine Stärken in Worte fassen

Es ist wichtig, dass du dir Zeit nimmst, diese Stärken zu erkennen - vielleicht bist du besonders gut darin, schnell zu denken, kreative Lösungen zu finden oder dich mit anderen auf einer tiefen emotionalen Ebene zu verbinden. Bemühe dich bewusst, nicht zu hart mit dir selbst umzugehen, und ersetze negative Gedanken durch Affirmationen. Gegen Gedanken wie „Ich kann nie etwas zu Ende bringen" kannst du einwenden: „Ich bin in der Lage, Aufgaben zu erledigen, und ich habe es schon einmal getan." Übe dich in Selbstdankbarkeit, indem du deine persönlichen Stärken anerkennst.

Notiere dir also jeden Abend ein paar Dinge, die du an diesem Tag gut gemacht hast. Das müssen keine großen Leistungen sein, auch kleine Erfolge zählen, wie z.B. dein Bett zu machen oder das Geschirr abzuwaschen, anstatt es einen weiteren Tag in der Spüle zu lassen. Wenn du diese Stärken aufschreibst und dir die Liste immer wieder vor Augen führst, wenn dich Selbstzweifel plagen, kannst du dich konkret daran erinnern, wozu du fähig bist. Das hilft dir, dich nicht mehr auf das zu konzentrieren, was du nicht geschafft hast, sondern auf das, was du geschafft hast, und fördert so eine positivere Selbsteinschätzung.

Anerkenne und erinnere dich selbst

Um dieses Selbstvertrauen durch deine Stärken aufzubauen, musst du dir kleine Ziele setzen und sie erreichen. Das bedeutet natürlich, dass du mit etwas Überschaubarem beginnen solltest, z. B. mit der Organisation eines kleinen Teils deines

Arbeitsplatzes oder der Erledigung einer Aufgabe, die du aufgeschoben hast - stürze dich *nicht* gleich in eine größere Aufgabe, sondern fange langsam an. Wenn du dir durch das Erreichen dieser kleinen Ziele ein Erfolgserlebnis verschaffst, kann das deinen Schwung verstärken. Jeder Meilenstein, den du erreichst, egal wie klein, ist ein Schritt zu mehr Selbstvertrauen.

Vergiss nie, deine Erfolge zu würdigen, sei es, indem du dir etwas gönnst, das dir Spaß macht, oder indem du dir einfach einen Moment Zeit nimmst, um über deinen Erfolg nachzudenken. Diese Momente bestärken dich in deinem positiven Verhalten.

Wenn dir das Anerkennen und Feiern *jeder einzelnen* Leistung zu viel ist, kannst du dich auch darauf beschränken, die Bewältigung von Aufgaben zu feiern, die dir schwergefallen sind - oder wenn du eine bestimmte Anzahl von „erledigten Aufgaben" abgeschlossen hast.

Teile deine Ziele, um sie zu feiern, nicht nur um sie zu bestätigen

In Zeiten von Selbstzweifeln kann eine Außenperspektive Stärken hervorheben, die du vielleicht übersehen hast. Wenn du also deine Ziele und Erfolge mit Freunden, deiner Familie oder Kollegen teilst, die dich unterstützen, kann ihre Ermutigung ein starker Motivator sein. Auf diese Weise kannst du deine Erfolge und Stärken mit ihnen feiern.

Es ist normal, nach Bestätigung zu suchen, und manchmal kann diese Art von Bestätigung auch gesund sein, aber wenn du *ständig nach* Bestätigung *suchst*, kann das nach hinten losgehen und dir möglicherweise schaden, wenn du es übertreibst. Das bedeutet **nicht**, dass man seine Mitmenschen von sich stoßen sollte, um sich selbst zu Bestätigung und Feiern zu zwingen; stattdessen solltest du eine *Pause einlegen* und lesen, was du für dich selbst geschrieben hast. Wie in Kapitel 5 erwähnt, ist es extrem wichtig, Selbstliebe und Mitgefühl zu zeigen. Teile Ziele, wenn du sie feiern willst, und nicht nur, um sie zu bestätigen.

ADHS ist kein Makel, sondern eine andere Art zu denken. Wenn du deine Denkweise änderst und anerkennst, dass dein Gehirn Informationen auf einzigartige Weise verarbeitet, was in vielen Situationen eine Stärke sein kann, ist das ein Zeichen von Selbstakzeptanz und Selbstliebe.

Wenn du einen ruhigen Arbeitsplatz brauchst, um dich zu konzentrieren, oder regelmäßige Pausen, um produktiv zu bleiben, dann zögere nicht, um diese Dinge zu bitten.

Setze dich außerdem für andere Menschen mit ADHS ein. Teile deine Erfahrungen und Erkenntnisse, um Mythen zu zerstreuen und das Verständnis zu fördern. Das nützt nicht nur der ADHS-Gemeinschaft, sondern stärkt auch deine eigene Akzeptanz und deinen Stolz auf deine Identität. Nimm dir einen Moment Zeit, um deinen Weg und die Stärken, die du auf diesem Weg entwickelt hast, zu würdigen.

Indem du deine einzigartigen Talente erkennst, positive Selbstgespräche führst, durch kleine Ziele Selbstvertrauen aufbaust und die Neurodiversität anerkennst, kannst du ein starkes Selbstwertgefühl entwickeln.

Überwinde jede einzelne Herausforderung und erlaube dir, mit allem, was du erreichen kannst, am hellsten zu strahlen.

Reflektierende Übung: Erkennen und Überwinden von Hindernissen

Versuche, diese Fragen zu beantworten:

- Welche möglichen Hindernisse könnten meinen Fortschritt behindern?
- Wie kann ich Notfallpläne entwickeln, um diese Hindernisse zu überwinden?
- Von wem kann ich mir Unterstützung holen, um verantwortungsbewusst und motiviert zu bleiben?

Nimm dir einen Moment Zeit, um über diese Fragen nachzudenken und schreibe deine Gedanken auf. Wenn du Hindernisse erkennst und dich auf sie vorbereitest, kannst du deine Chancen, deine langfristigen Ziele zu erreichen, deutlich erhöhen. Besprich deine Überlegungen mit einem Mentor oder einem Partner, um zusätzliche Erkenntnisse und Unterstützung zu erhalten.

Indem du dir langfristige Ziele setzt und sie erreichst, erstellst du einen Fahrplan für deine Zukunft. Dieser Fahrplan gibt dir eine Richtung vor, steigert deine Motivation und hilft dir, die Komplexität des Lebens mit ADHS zu meistern. Denke daran, dass der Schlüssel zum Erfolg darin liegt, größere Ziele in überschaubare Schritte zu zerlegen, deine Fortschritte zu verfolgen und bei Bedarf Unterstützung zu suchen. Wenn du auf deine Ziele hinarbeitest, wirst du ein neues Gefühl von Zielstrebigkeit und Leistung entdecken, das dich dazu befähigt, trotz der Herausforderungen von ADHS erfolgreich zu sein.

Kapitel 8

Förderung positiver Lebensstiländerungen

Nach einem langen Tag ist es verlockend, nach dem nächstgelegenen Snack zu greifen oder sich stundenlang auf die Couch zu legen, ohne sich zu bewegen. Aber hast du jemals darüber nachgedacht, wie sich diese täglichen Entscheidungen auf deine ADHS-Symptome auswirken?

Wenn du auf Bewegung verzichtest, ein Training auslässt oder dich auf zuckerhaltige Snacks und verarbeitete Lebensmittel verlässt, kannst du dich noch zerstreuter und müder fühlen und die Herausforderungen, die du ohnehin schon hast, noch verstärken.

Sowohl die Ernährung als auch die Lebensgewohnheiten spielen beim Umgang mit ADHS eine wichtige Rolle. Was du isst und wie du deinen Tag strukturierst, kann deine Stimmung, dein Energieniveau und deine Konzentrationsfähigkeit beeinflussen.

Wenn du den starken Zusammenhang zwischen deiner Ernährung, körperlicher Aktivität und geistiger Klarheit verstehst, kannst du sinnvolle Schritte unternehmen, um dein tägliches Leben zu verbessern und deine Symptome besser in den Griff zu bekommen.

8.1 Ernährung und ADHS

Der Einfluss der Ernährung auf ADHS ist ganz einfach: Er beginnt mit dem Blutzuckerspiegel. Wenn du zuckerhaltige Lebensmittel zu dir nimmst, steigt dein Blutzuckerspiegel in die Höhe und du bekommst einen schnellen Energieschub. Auf diesen Schub folgt jedoch oft ein Absturz, so dass du dich müde und reizbar fühlst und dich nicht mehr konzentrieren kannst, was deine Arbeit, dein Studium oder sogar deine Hobbys stark beeinträchtigen kann.

Wesentliche Nährstoffe

Die Stabilisierung deines Blutzuckerspiegels hat für die Steuerung deiner Stimmung und Konzentration höchste Priorität. Der Verzehr von Lebensmitteln, die reich an komplexen Kohlenhydraten sind, wie z. B. Vollkornprodukte, kann dazu beitragen, deinen Blutzuckerspiegel stabil zu halten, und bietet eine konstante Energiequelle für den ganzen Tag.

Es ist bekannt, dass die Aufnahme der richtigen Lebensmittel in deine Ernährung, die reich an Omega-3-Fettsäuren sind (z. B. Lachs und Leinsamen), die Gesundheit des Gehirns unterstützt und die kognitiven Funktionen verbessert. Diese Fettsäuren halten die Struktur und Funktion der Gehirnzellen aufrecht und helfen dabei, sich besser zu konzentrieren und aufmerksam zu sein. Vollkornprodukte wie brauner Reis und Haferflocken liefern gleichmäßige Energie und verhindern Blutzuckerspitzen, die zu Stimmungsschwankungen und Konzentrationsschwäche führen können.

Eiweißreiche Snacks wie Nüsse und Samen liefern anhaltende Energie und helfen, den Blutzuckerspiegel zu stabilisieren. Eiweiß ist wichtig für die Produktion von Neurotransmittern, das sind chemische Stoffe, die Signale im Gehirn übertragen und so zu einer besseren Konzentration und Stimmungsregulierung beitragen.

Auf der anderen Seite können bestimmte Lebensmittel die ADHS-Symptome verstärken. Zuckerhaltige Snacks und Getränke haben ein hohes Suchtpotenzial und gehören zu den größten Übeltätern. Sie können für einen schnellen Energieschub sorgen, aber darauf folgt oft ein starker Abfall, so dass du dich träge und unkonzentriert fühlst. Koffein, das in Kaffee, Tee und vielen Limonaden enthalten ist, kann ebenfalls süchtig machen und die Hyperaktivität beeinflussen. Manche Erwachsene mit ADHS stellen fest, dass geringe Mengen Koffein ihnen bei der Konzentration helfen, übermäßiger Konsum kann jedoch zu erhöhter Unruhe und Angst führen.

Viele verarbeitete Lebensmittel enthalten auch künstliche Farb- und Aromastoffe - künstliche Zusatzstoffe und Konservierungsmittel -, die die Symptome verschlimmern können. Studien haben gezeigt, dass diese Zusatzstoffe bei manchen Menschen Hyperaktivität und Impulsivität verstärken können.

Um diese negativen Auswirkungen zu reduzieren und dein allgemeines Wohlbefinden zu verbessern, musst du *aktiv* verarbeitete Lebensmittel meiden und stattdessen natürliche, vollwertige Lebensmittel wählen. Wenn du ungesunde verarbeitete Lebensmittel in deiner Ernährung reduzierst, kannst du deine ADHS-Symptome besser in den Griff bekommen.

Wenn du deine Mahlzeiten unter Berücksichtigung dieser Punkte planst, ist das der Schlüssel zum Erfolg. Wenn du im Voraus gesunde Snacks vorbereitest, kannst du verhindern, dass du zu bequemen, aber ungesunden Optionen greifst. Lege einen Vorrat an Nüssen, Samen und frischem Obst in Reichweite bereit. Ein wöchentlicher Essensplan kann dir helfen, den Überblick zu behalten und sicherzustellen, dass du dich ausgewogen ernährst. Nimm eine Vielzahl von Obst und Gemüse zu dir, um dich mit wichtigen Vitaminen und Mineralien zu versorgen, die die Gehirnfunktion unterstützen.

Wenn du Mahlzeiten auf Vorrat kochst und sie in einzelnen Portionen aufbewahrst, sparst du Zeit und kommst nicht in die Versuchung, Fast Food oder Fertigsnacks zu essen.

Personalisiere deinen Ernährungsplan

Notiere dir die Mahlzeiten und Essgewohnheiten, die du beobachtest, und überlege, wie du mehr hirngesunde Lebensmittel in deine Ernährung einbauen kannst. Erstelle einen einfachen Essensplan für die kommende Woche und achte darauf, dass du Vollkornprodukte, proteinreiche Snacks und Omega-3-reiche Lebensmittel einbaust. Vielleicht möchtest du auch mit einem Ernährungsberater sprechen, um mehr über deine Ernährung zu erfahren. Sobald du deine Pläne aufgestellt und umgesetzt hast, beobachte, wie sich diese Veränderungen auf deine Stimmung und deine Konzentrationsfähigkeit auswirken.

Wenn du den Zusammenhang zwischen ADHS und Ernährung verstehst und kleine Veränderungen in deiner Ernährung vornimmst, kannst du dein allgemeines Wohlbefinden durch bewusste Entscheidungen verbessern und dich ausgeglichener, konzentrierter und energiegeladener fühlen.

8.2 Körperliche Aktivitäten und Freizeitgestaltung

Unruhige Nächte, in denen der Kopf brummt und du dich nicht konzentrieren kannst, kommen dir nur allzu bekannt vor. Aber was wäre, wenn du deinen Tag anders beginnen würdest? Stelle dir vor, du würdest einen erfrischenden Morgenspaziergang machen, ein paar beruhigende Bahnen im Schwimmbad ziehen oder die Schönheit der Welt durch ein Objektiv einfangen, während du deine Umgebung erkundest.

Wenn du deine rastlose Energie in zielgerichtete Bewegung umwandelst, kannst du nicht nur deine Gedanken erden, sondern auch deine Gefühle und dein Verhalten im Laufe des Tages verändern.

Bei der Bewältigung von ADHS-Symptomen geht es nicht nur darum, sich auf innere Vorgänge zu konzentrieren. Es gibt auch äußere Faktoren, die die Konzentration und Aufmerksamkeit fördern und vor allem den Dopaminspiegel erhöhen. Wenn du dich regelmäßig körperlich bewegst, kann das deine Konzentration verbessern und du kannst Aufgaben mit mehr Klarheit angehen.

Bewegung regt die Freisetzung von Neurotransmittern wie Dopamin und Noradrenalin an, die deine Aufmerksamkeit und Stimmungsregulierung verbessern. Dieser direkte Schub an Gehirnchemikalien trägt dazu bei, Impulsivität und Hyperaktivität zu verringern, sodass es leichter ist, bei der Sache zu bleiben.

Außerdem hebt Bewegung die Stimmung und reduziert Ängste - die Endorphine, die bei körperlicher Aktivität freigesetzt werden, wirken wie natürliche Stimmungsaufheller und helfen dabei, Gefühle von Stress und Überforderung zu bekämpfen.

Aerobic-Übungen

Bestimmte Arten von Bewegung sind bei ADHS besonders hilfreich. Aerobe Übungen wie Laufen, Schwimmen und Radfahren sind eine gute Wahl. Diese Aktivitäten erhöhen deine Herzfrequenz und fördern die Durchblutung des Gehirns, was die kognitiven Funktionen verbessert.

Durch einen Park zu laufen oder in einem Pool zu schwimmen kann ein Gefühl von Rhythmus und Ruhe vermitteln und hilft, einen unruhigen Geist zu beruhigen.

Krafttraining

Krafttraining ist eine weitere wertvolle Ergänzung zu deinem Trainingsprogramm. Gewichte zu heben oder Übungen mit dem eigenen Körpergewicht wie Liegestütze und Kniebeugen zu machen, kann die allgemeine Gesundheit verbessern und die körperliche Stärke erhöhen. Krafttraining erfordert außerdem Konzentration und Disziplin, was zu einer besseren Selbstkontrolle und weniger Impulsivität führen kann.

Yoga und Achtsamkeit

Yoga und Achtsamkeitspraktiken bieten eine einzigartige Kombination aus körperlicher Bewegung und geistiger Entspannung. Die langsamen, bewussten Bewegungen und tiefen Atemübungen im Yoga können die Flexibilität verbessern und Stress abbauen. Achtsamkeitspraktiken, die oft in Yoga integriert sind, lehren dich, präsent zu bleiben und deine

Gedanken zu steuern, und sind damit ein wirksames Instrument zur emotionalen Regulierung.

Ein Trainingsprogramm zu erstellen und aufrechtzuerhalten, klingt anstrengend, aber wenn du es in kleinere Schritte unterteilst, ist es leichter zu erreichen. Klare und realistische Fitnessziele zu setzen, sei es eine bestimmte Strecke zu laufen, ein bestimmtes Gewicht zu heben oder eine bestimmte Zeit lang Yoga zu üben, kann dir Motivation und Orientierung geben. Damit es nicht langweilig wird, kannst du auch verschiedene Aktivitäten ausprobieren. Wenn du Aerobic- und Krafttraining miteinander verbindest und danach Yoga machst, bleibt deine Routine interessant und fesselnd.

Wenn dir das Laufen an einem Tag zu eintönig wird, kannst du es mit Schwimmen oder einer Yogastunde abwechseln. Du kannst sogar versuchen, einen Trainingspartner zu finden oder dich einem Kurs oder einem Bootcamp im Fitnessstudio anschließen (wenn du dazu bereit bist), was ebenfalls einen großen Unterschied machen kann.

Eine vertrauenswürdige Begleitung oder ein Freund oder eine Freundin, mit dem oder der du trainierst, gibt dir Verantwortung und macht die Aktivität angenehmer. Auch Gruppenkurse, ob persönlich oder online, bieten ein Gefühl von Gemeinschaft und Unterstützung, was es leichter macht, dabei zu bleiben.

Und falls du Angst hast, im Fitnessstudio beurteilt zu werden, mache dir keine Sorgen. Die Fitnessstudiobesucher sind genau wie du - sie konzentrieren sich auf ihre eigenen Übungen und Workouts und kümmern sich eher um ihre eigenen Angelegenheiten.

Für die meisten Erwachsenen sind das Zeitmanagement und die Überwindung von Hindernissen beim Sport jedoch eine große Herausforderung. Wenn du dein Training in deinen vollen Terminkalender einbauen willst, versuche, es in kürzere Einheiten über den Tag verteilt einzuteilen.

Die meisten würden sagen, dass du mindestens 2 Stunden Sport treiben musst - aber für diejenigen, die einen hektischen Zeitplan haben, kann ein einfacher 10-Minuten-Lauf am Morgen, eine schnelle Krafttrainingseinheit am Mittag und eine Yogapraxis am Abend zu einer umfassenden Routine werden und es dir ermöglichen, einen weniger sitzenden Lebensstil aufzubauen.

Da diese Übungen etwas eintönig und langweilig werden können, ist es wichtig, dass die Übungen Spaß machen. Wähle Aktivitäten, die dir wirklich Spaß machen und auf die du dich freust. Wenn du gerne tanzt, baue es in deine Routine ein.

Wenn du in der Natur Ruhe findest, entscheide dich für Outdoor-Aktivitäten wie Wandern oder Radfahren. Mit Motivationsproblemen umzugehen, kann schwierig sein, aber es kann wirklich helfen, sich kleine, erreichbare Ziele zu setzen und seine Fortschritte zu feiern.

Wenn du deine Trainingseinheiten in einem Tagebuch oder mit einer Fitness-App festhältst, hast du das Gefühl, etwas erreicht zu haben und bleibst motiviert. Auch eine intelligente Fitnessuhr kann dir helfen, deine Fortschritte im Detail zu verfolgen.

Andere Freizeitaktivitäten

Neben Sport und anderen körperlichen Aktivitäten kannst du dich mit verschiedenen Hobbys beschäftigen, um deinen Geist aktiv zu halten und deine Energie gut zu nutzen - mit dem zusätzlichen Vorteil, dass du deine kreative Seite ausleben kannst.

Hobbys sind mehr als nur Freizeitaktivitäten - sie bieten Erfolgserlebnisse und ein kreatives Ventil, das hilft, Stress abzubauen und ADHS-Symptome zu bewältigen. Ob Malen, Schreiben oder das Erlernen eines neuen Tanzschrittes - Hobbys geben Erfüllung, indem sie die Energie in etwas Unterhaltsames und Produktives lenken. Die richtigen Hobbys können einen Wandel bewirken, indem sie eine hohe Konzentration und ein tiefes Engagement ermöglichen, das sowohl entspannend als auch anregend ist.

Körperliche Aktivitäten wie Wandern oder Tanzen verringern nicht nur die Hyperaktivität, sondern verbessern auch die Konzentration, während Gruppenhobbys wie Buchclubs oder Sport die sozialen Kontakte fördern und der Isolation entgegenwirken. Wähle Aktivitäten, die deinen Interessen entsprechen und eine Mischung aus Einzel- und Gemeinschaftsaktivitäten bieten.

Um Hobbys und Pflichten unter einen Hut zu bringen, braucht es ein bisschen Planung. Plane die Zeit für dein Hobby als Priorität ein und stelle sicher, dass wichtige Aufgaben wie Arbeit oder Haushalt zuerst erledigt werden. Du könntest z. B. deinen Arbeitstag beenden, bevor du dich eine Stunde lang dem Malen widmest. Dieser Ansatz sorgt für ein gesundes Gleichgewicht zwischen Verpflichtungen und Freizeit.

Neue Hobbys zu entdecken, macht das Leben spannend. Wenn du an Kursen, Workshops und Hobbygruppen teilnimmst, kannst du neue Interessen entdecken und

Gleichgesinnte treffen. Ob Töpfern, Kochen oder Fotografieren - neue Aktivitäten können verborgene Talente und Leidenschaften zum Vorschein bringen. Hab keine Angst, aus deiner Komfortzone herauszutreten - vielleicht findest du in etwas völlig Unerwartetem große Freude und Erfüllung.

All diese verschiedenen Aktivitäten bieten eine Vielzahl von kognitiven und emotionalen Vorteilen für den Umgang mit ADHS. Bessere Konzentration, weniger Impulsivität, bessere Stimmung und weniger Angst sind nur einige der positiven Ergebnisse.

Wenn du Aerobic, Krafttraining und Yoga in deinen Alltag integrierst, erhältst du einen umfassenden Ansatz für körperliche Aktivität. Und die Ausübung verschiedener Hobbys kann dir dabei helfen, dich auf eine unterhaltsamere und manchmal auch herausforderndere Weise auszudrücken.

Indem du dir realistische Ziele setzt, für Abwechslung sorgst, dir Unterstützung suchst und häufige Hindernisse überwindest, kannst du eine Bewegungs- und Hobbyroutine aufbauen und beibehalten, die dein ADHS-Management und dein allgemeines Wohlbefinden unterstützt.

8.3 Schaffung einer beruhigenden Umgebung

Ein häufiges Problem für Menschen mit ADHS ist der Aufenthalt in unübersichtlichen, lauten oder überstimulierenden Räumen. Menschen mit ADHS brauchen oft eine ruhige Umgebung, denn Räume voller potenzieller Ablenkungen erschweren die Konzentration, verschlimmern die Symptome und können sogar dazu führen, dass man sich überfordert fühlt.

Indem du eine beruhigende Umgebung schaffst, kannst du Überreizung reduzieren und verhindern und gleichzeitig Entspannung und Konzentration fördern.

Stell dir vor, du betrittst einen Raum, der in beruhigenden Blau- und Grüntönen gestrichen ist, mit wenig Unordnung und sanfter Beleuchtung. Ein solcher Raum lädt zur Ruhe ein und hilft deinem Geist, sich zu beruhigen. So kannst du dich besser auf deine Aufgaben konzentrieren oder nach einem langen Tag entspannen.

Entrümpeln von Ablenkungen

Ablenkungen aus der Umgebung, wie Lärm von einer belebten Straße oder ein unordentlicher Raum, können die Konzentration erschweren. Digitale Ablenkungen, wie Benachrichtigungen über soziale Medien oder eingehende E-Mails, sind ebenso störend. Innere Ablenkungen, wie aufdringliche Gedanken oder Tagträume, können deine Konzentration beeinträchtigen, ohne dass du es merkst.

Das Aufräumen und Organisieren von Gemeinschaftsbereichen verringert also den Einfluss visueller Ablenkungen und ermöglicht es dir, die Dinge, die du brauchst, leicht zu finden. Wenn du zu viele kleine Gegenstände verstreut aufbewahrst, solltest du dir überlegen, ob du nicht Aufbewahrungslösungen wie Behälter und Regale benutzen willst, um die Dinge zu ordnen und außer Sichtweite zu halten. Das ist keine einmalige Aktion, sondern ein kontinuierlicher Prozess, der Zeit braucht, um für Menschen mit ADHS zur festen Gewohnheit zu werden.

Wenn du dir nicht sicher bist, wie oder wo du mit dem Entrümpeln beginnen sollst, kannst du die *KonMari-Methode* ausprobieren, die 2014 von Marie Kondo entwickelt und bekannt gemacht wurde. Der Grundgedanke dieser Methode ist, dass du deine Gegenstände in Kategorien sortierst und nicht nach dem Ort. Nimm jeden Gegenstand in die Hand und frage dich, ob er dir *Freude bereitet* – *wenn* nicht, danke ihm für seine Dienste und lasse ihn los.

Eine regelmäßige Entrümpelungsroutine kann dir dabei helfen, einen aufgeräumten Raum zu erhalten. Nimm dir jede Woche Zeit, um deine Sachen durchzugehen und das loszuwerden, was du nicht mehr brauchst. Diese Gewohnheit verhindert, dass sich Unordnung ansammelt und sorgt dafür, dass deine Umgebung funktional und angenehm bleibt.

Mit der richtigen Herangehensweise kannst du Chaos in Ordnung verwandeln und dafür sorgen, dass deine Räume für dich und nicht gegen dich arbeiten – regelmäßiges Entrümpeln deines Zuhauses kann verhindern, dass sich Unordnung anhäuft, und sorgt für ein ruhiges Umfeld.

Sinnesfreudige Ergänzungen

Ein weiteres Element, das bei der Schaffung einer beruhigenden Umgebung berücksichtigt werden sollte, sind die sensorischen Aspekte. **Weiche** Beleuchtungsoptionen, wie dimmbare Lampen oder LED-Lichter, können Blendung reduzieren und eine angenehmere Atmosphäre schaffen. Grelles, helles Licht kann überreizend sein, während eine sanftere Beleuchtung dazu beiträgt, dass du dich entspannter und konzentrierter fühlst.

Eine Aromatherapie mit beruhigenden Düften wie Lavendel kann ebenfalls zu einer beruhigenden Umgebung beitragen. Die Verwendung von Diffusoren für ätherische Öle ist eine einfache

Möglichkeit, diese Düfte in deinen Raum zu bringen. Lavendel, Kamille und Sandelholz sind für ihre entspannenden Eigenschaften bekannt und können helfen, Stress und Ängste abzubauen.

Geräte oder Apps mit weißem Rauschen erzeugen einen gleichmäßigen Hintergrundton, der andere Geräusche übertönt. Das sanfte Brummen des weißen Rauschens kann eine stabilere akustische Umgebung schaffen, die dir hilft, dich besser zu konzentrieren und ruhiger zu schlafen. Wenn du lieber keine Geräusche haben möchtest, kannst du es mit Kopfhörern mit Geräuschunterdrückung oder bequemen Ohrenschützern versuchen, um die Geräusche zu dämpfen.

Heimoptimierung

Denke über die verschiedenen Bereiche deines Zuhauses nach und überlege, wie du sie ADHS-freundlicher gestalten kannst, zum Beispiel das Schlafzimmer. Du kannst nicht nur eine Schlafenszeit- und Aufwachroutine etablieren, um deinen Schlafrhythmus zu regulieren, sondern auch versuchen, dein Schlafzimmer schlaffreundlicher zu gestalten.

Verwende weiche, neutrale Farben und beseitige Unordnung, um einen erholsamen Raum zu schaffen. Die Verwendung von beruhigenden Farben wie hellen Blautönen und Grüntönen reduziert nachweislich Stress und schafft ein Gefühl der Ruhe. Und wenn du natürliche Elemente wie Pflanzen in den Raum bringst, kann das den beruhigenden Effekt noch verstärken, die Luftqualität verbessern und einen Hauch von Natur in den Raum bringen, was sehr beruhigend sein kann.

Wenn du noch einen Schritt weitergehst, kannst du das Schlafzimmer auch zu einer elektronikfreien Zone machen, um

Ablenkungen zu reduzieren und einen besseren Schlaf zu fördern. Im Badezimmer solltest du die Dinge des täglichen Lebens in Körben oder Behältern aufbewahren, damit du sie leicht erreichst, und beim Baden oder Duschen beruhigende ätherische Öle verwenden, um ein entspannendes Erlebnis zu schaffen. Eine Zeitschaltuhr kann dich davor bewahren, im Badezimmer nicht zu prokrastinieren und deinen Zeitplan einzuhalten. Versuche vielleicht auch diesen Bereich elektronikfrei zu halten.

In der Küche kannst du mit einem wöchentlichen Speiseplan und einer Einkaufsliste für Ordnung sorgen. Richte bestimmte Bereiche für die Zubereitung von Speisen, das Servieren und das schmutzige Geschirr ein, um den Kochprozess zu optimieren. Mache es dir zur Gewohnheit, die Arbeitsflächen nach der Zubereitung deiner Mahlzeiten von unnötigen Dingen freizuhalten. Nimm dir jede Woche ein paar Minuten Zeit, um deine Schränke aufzuräumen, damit du alles leicht finden kannst.

Wenn du einen Fitnessraum hast, richte ihn mit beruhigenden Farben und wichtigen Geräten wie Gewichten, einem Laufband und einer Yogamatte ein. Ein großer Spiegel kann dir helfen, dich auf deine Bewegungen zu konzentrieren und den Raum größer wirken zu lassen.

Überlegungen zum Arbeitsbereich

Abgesehen von deinem Zuhause ist die Optimierung deines Arbeitsplatzes genauso wichtig. Ergonomische Möbel wie ein rückenfreundlicher Stuhl und ein Schreibtisch mit der richtigen Höhe können deinen Komfort und deine Produktivität erheblich steigern, indem sie die richtige Körperhaltung fördern und die körperliche Belastung verringern, damit du effizienter arbeiten kannst. Ein minimalistisch eingerichteter Schreibtisch bedeutet, dass du nur die wichtigsten Dinge auf deinem Schreibtisch aufbewahrst und alles andere in Schubladen oder Regalen unterbringst; ein Whiteboard oder ein Wandkalender für die Terminplanung wären ideal. Das kann visuelle Unordnung verhindern und dir helfen, dich auf die anstehende Aufgabe zu konzentrieren.

Die Verwendung von Kopfhörern mit Geräuschunterdrückung blendet Hintergrundgeräusche aus und sorgt so für einen ruhigeren Arbeitsplatz. Auch akustische Ablenkungen, egal ob du zu Hause oder im Büro arbeitest, können deine Konzentrationsfähigkeit verschlechtern. Wenn du mit Familienmitgliedern zusammenlebst, solltest du dich im Voraus mit ihnen darüber verständigen, dass sie dich bei der Arbeit möglichst wenig stören – zum Besipiel durch ein Schild vor deiner Tür. So kannst du Ablenkungen vermeiden.

Eine stressfreie Umgebung ist entscheidend für die Selbstfürsorge bei der Bewältigung von ADHS. Zu wissen, wann man Pausen einlegen und seine Aufmerksamkeit neu ausrichten sollte, kann zu einem ruhigen Haushalt beitragen.

8.4 Finanzmanagement

Die Verwaltung der Finanzen kann für *jeden* Erwachsenen eine anstrengende und nervenaufreibende Aufgabe sein, vor allem wenn ADHS die Überwachung der Ausgaben, das Sparen und die Haushaltsplanung zusätzlich erschwert.

Impulsive Ausgaben sind eine der häufigsten finanziellen Herausforderungen. Du ertappst dich vielleicht dabei, dass du spontane Einkäufe tätigst und diese später bereust. Diese Impulse können sich schnell summieren, dein Budget belasten und später im Monat, meist bis zum nächsten Zahltag, unnötigen Stress verursachen. Eine weitere Hürde ist die Schwierigkeit, die Ausgaben zu verfolgen. Den Überblick darüber zu behalten, wohin dein Geld jeden Monat fließt, kann sich anfühlen, als würdest du versuchen, Wasser mit einem Sieb aufzufangen. Vielleicht vergisst du, Transaktionen aufzuzeichnen oder verlierst den Überblick über Quittungen, was zu einem unvollständigen Bild deiner Finanzen führt.

Herausforderungen beim Sparen und bei der Haushaltsplanung verschlimmern diese Probleme. Geld für zukünftige Bedürfnisse beiseite zu legen, erfordert Sparsamkeit, Disziplin und vorausschauende Planung – all das kann eine besondere Herausforderung sein, wenn ADHS hinzukommt. Die Erstellung eines realistischen und effektiven Budgets beginnt mit der Auflistung all deiner Einnahmen und Ausgaben. Dazu gehören: dein Gehalt, deine freiberuflichen Einkünfte und alle anderen Geldquellen, die du erhältst.

Sobald du ein klares Bild von deinem Einkommen hast, unterteile deine Ausgaben in feste, variable und diskretionäre Kategorien. Hier sind einige Hinweise, die dir dabei helfen sollen, zu bestimmen, in welche Kategorien du deine Ausgaben einordnen könntest:

- **Feste Ausgaben** sind solche, die jeden Monat gleich bleiben, wie Miete oder Hypothekenzahlungen, Versorgungsleistungen und Versicherungen.
- Die **variablen Ausgaben** schwanken, z. B. für Lebensmittel, Benzin und Unterhaltung.
- **Ermessensausgaben** sind nicht lebensnotwendige **Ausgaben**, wie zum Beispiel ein Restaurantbesuch oder der Kauf neuer Kleidung.

Indem du deine Ausgaben kategorisierst, kannst du sehen, wohin dein Geld fließt, und Bereiche identifizieren, in denen du Einsparungen vornehmen kannst. Die Festlegung von Sparzielen ist ein wichtiger Teil der Haushaltsplanung. Egal, ob es darum geht, einen Notfallfonds aufzubauen, für einen Urlaub zu sparen oder für den Ruhestand zu planen; klare Ziele zu haben, kann dir Motivation und Orientierung geben.

Lege fest, wie viel du jeden Monat sparen willst, und behandle es als feste Ausgabe. Auf diese Weise priorisierst du das Sparen und machst es zu einem regelmäßigen Teil deiner finanziellen Routine. Um die Budgetierung und das Finanzmanagement zu unterstützen, gibt es verschiedene Tools und Apps, die den Prozess überschaubarer machen.

Finanz-Strategien

Der Umgang mit impulsiven Ausgaben erfordert spezielle Strategien, um deine Finanzen unter Kontrolle zu halten. Eine effektive Methode ist die Einführung einer 24-Stunden-Regel, bevor du etwas kaufst.

Wenn du den Drang verspürst, etwas zu kaufen, warte 24 Stunden lang, bevor du eine Entscheidung triffst. Diese Pause ermöglicht es dir, darüber nachzudenken, ob der Kauf notwendig ist, und hilft, impulsives Verhalten einzudämmen.

Die Verwendung von Bargeld anstelle von Kreditkarten kann auch impulsive Käufe einschränken. Wenn du mit Bargeld bezahlst, siehst du physisch, wie das Geld deine Hände verlässt, was dich aufmerksamer (und hoffentlich auch entmutigter) macht, was deine Ausgaben angeht.

Setze dir Ausgabenlimits für verschiedene Kategorien, um Mehrausgaben zu vermeiden. Lege zum Beispiel jeden Monat einen bestimmten Betrag für Restaurantbesuche fest und halte dich daran. Dieser Ansatz hilft dir, dein Budget einzuhalten und finanziellen Stress zu vermeiden.

Überprüfe deine finanziellen Gewohnheiten

Erstelle einen einfachen Aktionsplan, um deine finanziellen Herausforderungen anzugehen. Wenn du zum Beispiel feststellst, dass du zu viel Geld für Restaurantbesuche ausgibst, solltest du dir vornehmen, mehr zu Hause zu kochen und einen Teil deines Budgets für Lebensmittel zu verwenden.

Verfolge deine Fortschritte und feiere kleine Siege auf dem Weg. Jeder Schritt, den du auf dem Weg zu einem besseren Finanzmanagement machst, bringt dich deinen Zielen näher und reduziert den finanziellen Stress.

8.5 Reisetipps

Reisen kann sowohl aufregend als auch nervenaufreibend sein, besonders wenn ADHS eine Rolle spielt. Glücklicherweise kann man den Reisestress minimieren und seine Symptome in den Griff bekommen, indem man sich vorbereitet.

Die Erstellung eines detaillierten Reiseplans für eine lange Reise ist eine unglaublich effektive Methode, deine Reisepläne zu skizzieren, die Flugzeiten, Hotel-Check-ins, Aktivitäten und wahrscheinlich sogar Restaurants umfassen.

Sobald du deine Reiseroute hast, kannst du sie in überschaubare Abschnitte unterteilen, so dass du die nächsten Schritte vorhersehen kannst, ohne dich überwältigt zu fühlen. Und was das Einchecken in ein Hotel angeht, so kann es dir viel Kopfzerbrechen ersparen, wenn du dich im Voraus über Unterkünfte und Annehmlichkeiten informierst.

Halte nach Hotels Ausschau, die ruhige Zimmer, kostenloses Frühstück oder eine gute Anbindung an öffentliche Verkehrsmittel bieten. Wenn du weißt, was dich erwartet, wird dein Aufenthalt angenehmer und weniger stressig. Eine weitere wichtige Liste sind die Pack-Checklisten. Schreibe alles auf, was du brauchst, von Kleidung über Toilettenartikel bis hin zu Medikamenten. So kannst du sicher sein, dass du nichts Wichtiges vergisst, keine Panik in letzter Minute bekommst und nicht ständig in deiner Handtasche nach dem Nötigsten suchen musst. An dem Tag, an dem du deine Reise antrittst, erfordert die Verwaltung von Zeit und Terminen während deiner Reise eine strategische Planung. Das Einstellen von Alarmen und Erinnerungen für wichtige Aktivitäten stellt sicher, dass du auf Kurs bleibst. Nutze dein Handy oder eine Reise-App, um Erinnerungen für Abflüge, Ausflüge und sogar Essenszeiten einzurichten. So kannst du die Hektik in letzter Minute vermeiden und einen reibungslosen Tagesablauf gewährleisten.

Reise-Apps für Echtzeit-Updates sind von unschätzbarem Wert. Navigations- oder Karten-Apps können dich in Echtzeit über Flugverspätungen, Verkehrsbedingungen und Fahrpläne der öffentlichen Verkehrsmittel informieren. So bleibst du auf dem Laufenden und kannst deine Pläne bei Bedarf anpassen. Ein weiterer kluger Schachzug ist es, zusätzliche Zeit für Umstiege und Verspätungen einzuplanen.

Auf Reisen kommt es jedoch oft zu unerwarteten Problemen, also baue Pufferzeit zwischen den Aktivitäten ein. Wenn dein Flug um 15 Uhr landet, solltest du kein Abendessen für 16 Uhr reservieren. Gönne dir einen Puffer, um mit unvorhergesehenen Verspätungen umgehen zu können - das *kann* passieren.

Unterwegs Ordnung zu halten, kann einen großen Unterschied machen. Die Verwendung von Packwürfeln hilft dir, deinen Koffer aufgeräumt zu halten und erleichtert das Auffinden von Gegenständen. Ordne verschiedene Würfel für unterschiedliche Kategorien wie Kleidung, Toilettenartikel und Gadgets zu. Wenn du wichtige Dokumente in einer speziellen Tasche aufbewahrst, hast du schnellen Zugriff auf deinen Reisepass, deine Bordkarten und deine Hotelreservierungen. Dadurch wird das Risiko, des Verlustes wichtiger Dokumente minimiert und deine Sorgen gemindert. Das Führen eines Reisetagebuchs oder digitalen Logbuchs kann ebenfalls von Vorteil sein. Notiere oder drucke deine Reiseroute, wichtige Kontaktnummern und alle anderen wichtigen Informationen aus. Dies dient als praktisches Nachschlagewerk und hilft dir, während deiner Reise organisiert zu bleiben.

Reisen zu genießen und zu entspannen ist genauso wichtig wie organisiert zu bleiben. Tägliche Achtsamkeitsübungen - tiefes Atmen und Konzentration auf deine Umgebung - können dich erden und Stress abbauen. Tauche ein in lokale Aktivitäten, wie Marktbesuche, dem Probieren regionaler Gerichte oder dem Besuch von kulturellen Veranstaltungen, um deine Reise zu bereichern. Stelle ein Gleichgewicht zwischen Sightseeing und Auszeiten her, um dich zu erholen und einem Burnout vorzubeugen. Plane Momente zum Entspannen ein, sei es beim Faulenzen, Lesen oder bei einem gemütlichen Spaziergang. Das Reisen mit ADHS wird mit Vorbereitung, Organisation und dem Fokus auf Genuss überschaubar und erfüllend. Diese Schritte reduzieren den Stress und ermöglichen es dir, dich voll und ganz auf das Abenteuer einzulassen und bleibende Erinnerungen zu schaffen.

Fazit

Zum Abschluss dieser Reise wollen wir über die Kernbotschaft dieses Buches nachdenken: Das Leben mit ADHS ist keine Einschränkung, sondern eine Chance, zu wachsen, sich anzupassen und zu gedeihen.

Dieser Leitfaden bietet praktische Werkzeuge, Strategien und Erkenntnisse, die dir helfen, Herausforderungen zu meistern und deine einzigartigen Stärken zu nutzen.

Vom Verständnis der Komplexität von ADHS bis hin zur Umsetzung von Zeitmanagement-, Beziehungs- und Selbstfürsorgestrategien - das Ziel ist es, dich mit Wissen und umsetzbaren Schritten zu versorgen. Jedes Kapitel zeigt Wege auf, wie du dein tägliches Leben verbessern, Beziehungen pflegen und einen unterstützenden Lebensstil aufbauen kannst, der dein Wohlbefinden und deine Resilienz fördert.

Denke daran: Die Bewältigung von ADHS ist ein kontinuierlicher Prozess. Der Fortschritt mag manchmal langsam sein, aber jeder Schritt zählt. Sei geduldig mit dir selbst, zeige Selbstmitgefühl und feiere deine Erfolge - egal wie klein sie sind. Bleibe informiert, vernetze dich mit anderen in der ADHS-Gemeinschaft und entdecke Strategien, die für dich funktionieren.

Auf dieser Reise geht es nicht um Perfektion, sondern um Wachstum, Selbsterkenntnis und ein erfülltes Leben nach deinen Vorstellungen.

Danke, dass du dir die Zeit genommen hast, mit diesem Buch in dich selbst zu investieren. Dein Engagement, ADHS zu verstehen und zu bewältigen, zeugt von deiner Stärke und deinem Potenzial. Nimm deinen einzigartigen Weg an und sei dir bewusst, dass du die Mittel hast, um erfolgreich zu sein und zu gedeihen.

Auf ein Leben voller Kraft, Wachstum und Erfüllung - dein bestes Leben wartet auf dich.

– *Kate Winslow*

Andere auf ihrer ADHS-Reise unterstützen

Jetzt, wo du die Werkzeuge und Strategien hast, um deine ADHS anzunehmen und erfolgreich zu sein, ist es an der Zeit, deine Erfahrungen zu teilen und anderen zu helfen, die gleiche Unterstützung und Einsicht zu finden.

Indem du deine ehrliche Rezension zu diesem Buch auf Amazon hinterlässt, hilfst du anderen Erwachsenen mit ADHS, ihren Familien und Unterstützern, die Ressourcen zu finden, die sie brauchen, um die Krankheit besser zu verstehen und zu bewältigen. Deine Rezension kann der erste Schritt sein, damit jemand anderes sein Leben selbst in die Hand nimmt und sich auf seinem Weg gestärkt fühlt.

Vielen Dank für deine Zeit und Unterstützung. Der Austausch über ADHS wird intensiver, wenn wir unser Wissen und unsere Erfahrungen miteinander teilen - und du trägst dazu bei, etwas zu verändern.

Mit Dankbarkeit,
Kate Winslow

Referenzen

10 Best ADHD Productivity Software Tools & Apps 2024
https://clickup.com/blog/adhd-productivity-tools/

32 of the Best Ways to Get Organized When You Have ADHD
https://psychcentral.com/adhd/the-best-ways-to-get-organized-when-you-have-adhd

9 Tips for Creating a Routine for Adults with ADHD
https://psychcentral.com/adhd/9-tips-for-creating-a-routine-for-adults-with-adhd

ADHD and Exercise: What You Need to Know
https://www.healthline.com/health/fitness/adhd-and-exercise

ADHD and Focus: Effective Strategies to Reduce Distractions
https://www.theminiadhdcoach.com/adhd-symptoms/adhd-distractions

ADHD Can Strain Relationships. Here's How Couples Cope.
https://www.nytimes.com/2022/02/18/well/mind/adhd-dating-relationships.html

ADHD Emotional Dysregulation: Managing Intense Emotions
https://add.org/emotional-dysregulation-adhd/

ADHD Memory Loss: Science-Backed Ways to Boost Your ...
https://add.org/adhd-memory-loss/

ADHD Research Roundup: December 15, 2023
https://www.psychiatrictimes.com/view/adhd-research-roundup-december-15-2023

Anxiety disorders in adult ADHD: A frequent comorbidity ...
https://www.sciencedirect.com/science/article/pii/S0165178122000373

Best Mental Health Apps for ADHD
  https://www.additudemag.com/slideshows/best-mental-health-apps-for-adhd-headspace-talkspace-better-help/

Building Resilience: How Cognitive Flexibility and ...
  https://effectiveeffortconsulting.com/building-resilience-how-cognitive-flexibility-and-emotional-regulation-empower-adhd-individuals/

Chunking: Breaking Tasks into Manageable Parts
  https://www.neverdefeatedcoaching.net/chunking-breaking-tasks-into-manageable-parts/

Creativity and ADHD: A review of behavioral studies, the ...
  https://pubmed.ncbi.nlm.nih.gov/33035524/

Depression and ADHD: How They're Linked - WebMD
  https://www.webmd.com/add-adhd/depression-adhd-link

Eating Patterns and Dietary Interventions in ADHD
  https://www.ncbi.nlm.nih.gov/pmc/articles/PMC9608000/

Genetics of ADHD: What Should the Clinician Know? - PMC
  https://www.ncbi.nlm.nih.gov/pmc/articles/PMC7046577/

How Can Family Members, Friends, and Partners Better ...
  https://www.envisionadhd.com/single-post/how-can-family-members-friends-and-partners-better-understand-and-support-an-adult-with-adhd

How Cognitive Behavioral Therapy Can Help Manage ADHD
  https://www.healthline.com/health/adhd/cbt-for-adhd

How to Create a Calm Home for People with ADHD
  https://www.addrc.org/how-to-create-a-calm-home-for-people-with-adhd/

How to Create SMART Goals - Next Step 4 ADHD
  https://nextstep4adhd.com/how-to-create-smart-goals/

How to Create SMART Goals https://nextstep4adhd.com/how-to-create-smart-goals/

How to Practice Self Compassion with ADHD
https://www.additudemag.com/self-compassion-practice-adhd-shame/

Hyperfocus: the forgotten frontier of attention - PMC
https://www.ncbi.nlm.nih.gov/pmc/articles/PMC7851038/

Managing Money and ADHD: Expenses and Goals
https://chadd.org/for-adults/managing-money-and-adhd-expenses-and-goals/

Social Anxiety and ADHD: How to better manage ...
https://drsharonsaline.com/2021/10/19/social-anxiety-and-adhd-how-to-better-manage-anxiety-with-supportive-planning-and-preparation/

Survive And Thrive With ADHD Leadership
https://www.forbes.com/sites/drnancydoyle/2020/02/23/survive-and-thrive-with-adhd-leadership-everything-you-need-to-know-from-a-ceo-whos-been-there/

The brain anatomy of attention-deficit/hyperactivity disorder ...
https://www.ncbi.nlm.nih.gov/pmc/articles/PMC5391018/

Time Management Skills for ADHD Brains: Practical Advice
https://www.additudemag.com/time-management-skills-adhd-brain/

Understanding ADHD and How Emotional Intelligence May ...
https://www.ei-magazine.com/post/understanding-adhd-and-how-emotional-intelligence-may-help-to-alleviate-the-symptoms

Unveiling Effective ADHD Communication Strategies
https://justmind.org/adhd-communication-strategies/

What Is Executive Function? 7 Deficits Tied to ADHD
https://www.additudemag.com/7-executive-function-deficits-linked-to-adhd/

www.ingramcontent.com/pod-product-compliance
Lightning Source LLC
Chambersburg PA
CBHW062056270326
41931CB00013B/3094